医者は
Doctor is not God
神ではない

医者が教える
病気をハッピーに変える秘密

医学博士 木村謙介

はじめに

僕は高齢者を診療するのが好きだ。なぜなら、高齢者は、どう生きればどうなるかの絶好のサンプルだから。接してみて感じる高齢者の特徴は、はっきり2つに分かれる。

爽やかか、爽やかでないか。

爽やかでない人の特徴は、その人と話をしているとエネルギーを吸い取られて疲れる。それは、話す内容の主語がほとんど「自分」であるからだ。クリニックに来ておられるので当然のことであるが、まず体調の不具合をいろいろ訴えることから始まり、家族や生活環境に対する不平不満や愚痴が加わる。そして、歳を取ることがいかに不自由で大変なことであるかを、人生の後輩である僕に対して、毎回、繰り返し語ってくれる。僕にとってこの時間は、「忍耐」と「寛容」、「優しさ」の精神を養う絶好のチャンスになっている。

一方、爽やかな人の特徴は、その人と話していると明るい気分になり、元気がもらえる。自分のことはほぼ受け入れていて、人生の諸問題は既に解決しているので、話題が外向きで笑いが多く、余裕がある。歳を取ると自分のことをやたらと話したがるものだが、爽やかな人はむしろ、こちらのことを聞いてくる。「先生は、お元気にされていましたか?」などと。

この違いは、立ち位置の違い。与える側に立っているか、奪う側に立っているか。

不平不満や愚痴を言う人は、誰かに吐き出してすっきりしたいのであろうが、根底には同情や共感を求め、自分を受け入れて正当化して欲しい、愛されたいと欲している。つまり、人から愛を奪う側だ。一方で、爽やかな人は愛されたいのではなく、誰かを愛そうとして、〝与える愛〟に生きている。

そういった高齢者たちを観察し続けて、最近、大きな発見をした。すべての人に当てはまるとは言わないが、爽やかでない人、つまり愛を奪いながら生きているグループの中から認知症が発症しやすいということを。認知症の発症パターンをさらに詳しく観察していると——

「愛されたいのに愛されないが故に、愛することを放棄した状態」が認知症の本質なのではないかと考えられるのだ。

「愛されない現実」から逃避したいという潜在意識が「記憶障害」を求め、「構って欲しい」という深層心理が「異常行動」を起こして注目を浴びようとする。

〝奪う愛〟、つまり人に愛を求め続けて生きると認知症を発症するなら、予防する方法はその逆をいけばよい。そう、〝与える愛〟の立場で生きることだ。

これを、〝サイエンス〟ではないと呆れる人もいるであろう。脳の萎縮や変性、梗塞などの病理学的な変化こそが認知症の原因に決まっているではないかと。けれども、〝与える愛〟に生きると認知症を発症しないという確固たる証拠があるのだ。たとえ脳の組織が病理学的に完全なアルツハイマー病を示している場合であっても。

米国の修道女であったシスター・メアリーは１０１歳で亡くなったときに、医学の発展のためにと、脳を提供した。彼女の脳の組織を調べると、典型的なアルツハイマー病の病理所見だった。ところがこのシスター・メアリーの晩年が、ひどい認知症であったかというと全くそうではなく、84歳まで数学の教師をやり、その後亡くなるまで地域の子どもたちの世話をし、社会福祉活動に専念し、私生活も普通に暮らしていたというのだ。
シスター・メアリーの例は、認知症は肉体的な変化で発症するのではないこと、心の在り方、具体的には〝与える愛〟の存在が発症を抑えるということを証明してくれている。

このように、現代医学は科学万能思想が背景にあるが故に、これが足かせになって物事の本質にたどり着けないでいる。「科学で証明できないものは受け入れてはいけない」というルールの元に、真実とは違う結論が導かれている可能性がある。人間は、目に見える肉体だけで定義されてしまうような単純な存在ではないことは、皆さんが日常、目には見えない人間関係の問題でどれだけ心を痛め、苦労しているかを考えてみても明らかではないだろうか。それが、医学が絡んだ途端に〝科学の色眼鏡〟をかけられて、目に見えるものだけを対象にして診断や治療が行われているのである。

医師になってから僕はずっと、このような医学の姿勢に疑問を抱き続けてきた。こんな

はじめに

医学が人々を真に幸福に導くとは決して思えなかったからだ。人間はそろそろ心について真剣に考え始めた方がよい。与えられた人生で何を学ぶか、何を学ぶべきであるのかは一人ひとりが完全に異なっていて、学んだことは確実に心に蓄えられていく。できるなら、他の人の役に立ち、周りを幸せにするような何かを学びたい。〝与える愛〟で生きていきたい。

健康であることで、エネルギーを発散させて何かを学ぶ人生の時間もあれば、病気になることで何かもっと大切なことを学ぶ人生の時間もある。最終的には消えてしまう有限な肉体にとらわれている限り、人間は決して幸福になれないことは間違いないのだから。人間にとって本当の幸せとは何であるのか。人生の意味はいったい何であるのか。

この書が、皆さんの心を深い眠りから目覚めさせ、その心を成長させることこそが人生の意味であり、医学はそれをサポートするために奉仕すべきであることを知るきっかけになることを願って止まない。

医学博士　木村 謙介

もくじ

2章

医者の使命は何か？

――現代の医者という存在を考える

3章

病気になる理由がある
――ならば治る理由も探してみよう

4章

幸せになる智慧を持つ
――「あの世」を信じる生き方

5章

「医療革命」を起こしたい

――心にフォーカスした医療を目指して

1章

「人を見る」はカルテに残らない

——現代医療の最大の弱点とは

医者の言葉の重さとその被害者

２０２０年１月15日にわが国で最初の感染者が確認されてから始まったコロナ禍において、医学や医療の〝専門家〟や〝有識者〟といわれる人たちの発言は、〝その道の権威〟と信じられているだけの理由で、あれほど支配的で、自粛警察まで生み出す絶対的な影響を全国民に与えたことは記憶に留めて置くべきことである。

その言葉のおかげで、大勢の人がほぼ強制的な肉体的、心理的、経済的な犠牲を強いられたのである。一方で、新型コロナウイルス自体は弱毒化したとはいえ、５類感染症へ緩和されてからも依然、感染者は多数存在していたが、メディアの報道がなく、〝専門家〟の脅しがない分、人々から恐怖心や不安感は消失した。セルフで感染対策をしながらも通常の生活を行い、社会全体においても海外からのインバウンドが増加し、観光地も賑わい、経済的にも活況を呈している状況を見るにつけ、あのとき〝専門家〟や、その専門性に踊らされた政府、公共機関が連日叫んでいた全体主義的な自粛規制の方向性は、果たして本当に正しい判断であったのかどうか、大いに疑問を感じているのは僕だけであろうか。

〝専門家〟といわれる人の言葉は、こちらが素人であるが故に、時に潜在意識にダイレクトに刺さる。人々にとって、病気や身体の不調が、生活する上で支障になり、精神的にも大きな影響を及ぼすが故に、肉体の専門家である医師の言葉というものには特別の「重さ」がある。例えば、がんの予後宣告の際に、「あなたの余命は半年です」と言われ、本当にそうなってしまうことは珍しくない。医師は決して預言者ではなく、宣告した予後がその通りになることは基本的にまれである。けれど、それを信じ込んだ人にとっては、その予言は的中するのである。

一方、『この空の花　長岡花火物語』『青春デンデケデケデケ』などの作品で有名な映画監督の大林宣彦さんのように、「あなたは肺がんのステージ4で余命は3カ月です」と宣告されても、その通りにはならず、何年も生きる人もいる。彼は余命宣告から3年半以上生きて映画を撮り続けた。

この違いはどこから生まれるのだろうか。彼はこのようにコメントしている。「がんは宿子で僕は宿主。がんは生きるために僕の肉体を蝕んでいきますが、でも宿主が死んだらがんも死ななければいけない。だから『がんさんが生きたいのなら、俺のことも大切にしろよ。お前をやっつけようとは思っていない。存在したいならば長生きをしよう。もっと利口になれ、そしてあと30年、40年一緒に生きよう』と言い聞かせています」と。がんに侵されても、主役は飽くまで自分。主役はがん細胞でも、医者でもなく、自分であることに気付かず、自分を放棄してしまう人が多いのだ。彼は言う。「がんになってようやく、この映画（檀一雄原作の『花筐（はながたみ）』）が撮れると思いました。檀さんと同じ肺がんになり、映画を撮る資格をもらえたと思った。だから、がんを宣告されても落ち込みませんでした」と語っている。そう、自分の使命感が予後を決めるのだ。彼の使命感は、『花筐』の後にもう1本映画を撮影するところまで彼の肉体生命を導いた。

しかし、誰もが大林監督のように病気を前向きに捉えられるわけではない。医者に余命宣告をされたら、「死ぬ瞬間」の著作で有名なE・キューブラー・ロス博士が述べている通り、通常は、「否認：信じられない、認めたくない」「怒り：なぜ自分なんだ、なぜ今なんだ」「取り引き：何かと交換して欲しい」「抑うつ：何もしたくない、考えたくない」を経て、ようやく受け入れる段階（受容）に達する。

僕の経験では、このような経過をたどるかどうかは、宣告した医者が〝どのようにその事実を伝えたか〟という伝え方と、それ以前に、〝医者がどのくらい患者の心に寄り添うか〟によって大きく変わる。どれほどの医者が、あるいは患者が、そのことを意識しているだろうか？「誰に、がんであることを宣告してもらうべきであるか？」を考える患者が一体、どれくらい存在するだろうか？　ほとんど存在しないのではないだろうか。

多くの場合、医者の言葉によって、頭が真っ白になり、落ち込み、絶望し、時にはうつ状態になり、死期を早めてしまうことさえある。このような患者は、医者が放った言葉の被害者であるとも言える。医学的な〝事実〟のみを客観的に伝えることが自分の仕事、責務であると信じている医者にとっては、言葉を選ぶことをせず、心に寄り添う方法も知らず、結果として絶望だけを患者に持ち帰らせる結果になっているのである。

がんのような命に直結する病気でなくても、医者の言葉の被害に遭っている患者は大勢いる。「この病気は厄介で治らない」「付き合っていくしかない」「仕事に復帰するのは難しい」「もう○○はできない」「薬が切れると命に関わることがある」——このような言葉は患者の心に突き刺さり、間違いなく症状や病気をいっそう悪化させる。

診断がついて、きちんと治療を続けているのに一向に良くならない、症状が長引いている、症状は落ち着いているのにいつまでも薬の量が減らない、その病気では通常みられないような心理的な不安を背景とした〝はみ出した症状〟が出現している、という患者に出会うことがある。そのようなとき、僕はその原因として「過去に医者から言われた言葉」が影響しているのではないかと疑う。腹を割って患者に聞いてみると、心の奥底に刺さった前医の言葉の〝くさび〟を見つけることがある。患者はその言葉を決して忘れられず、〝くさび〟を抜く作業はかなり骨が折れることも経験で知った。医者の言葉の矢は、それが突き刺さった患者の潜在意識を強く支配し、病状に強い影響を及ぼし、時には人生や寿命をも変えてしまうくらいの絶大なインパクトがあることを、患者の心に向き合って診療する中で気付いた。

肉体を離れたものの見方

チーム医療を行っている大学病院や中規模以上の病院では、定期的に患者の病気の診断や治療方針について話し合うカンファレンス（症例検討会）が行われている。ほとんどの場合、医者が主導して行われているが、そこで共有される情報は、患者の病歴、病状や病態、検査結果、診断、治療の経過、予後など、そのほとんどすべてが患者の肉体に関するものである。けれども、本気で患者の病気を治そうとするのであれば肉体のみではなく、患者の心にも同じくらいの時間をかけて議論することが必須である。

例えば、会社で非常に厳しい立場にあるとか、何らかのハラスメントに遭っているとか、家庭内に深刻な不和があるとか、子育てや介護で相当に悩まされているとか——。患者の日常に甚大な影響を与えているこれらの「心の事件」が、肉体にも重大なインパクトを与えることは素人眼にも明らかである。ところが、患者を心身共に窮地に追い込んでいるこれらの心理的な背景事情が、身体的な病気を扱う領域のカンファレンスで取り上げられることはほとんどまれである。あったとしても、それに対して議論を深めることは決してない。看護師や介護職など医師以外の多職種が関与する、患者の全人的なサポートに軸足が置かれているカンファレンスの場合は、患者の性格や心情、家庭環境や家族関係などの情報も共有されるが、医師が主導を取っている限り、それらが肉体情報以上に重視されることはほとんどない。逆に、そのような医師主導の科学的根拠を求められるカンファレンスの場において、患者の心の状態や心的な環境、心に影響を及ぼした事柄などについて質問すると、非科学的なことだと一笑される。

一般に、患者の心や、心に影響を及ぼす生活背景に関心を向け、それをケアするのは看護師やパラメディカルの役割だと認識されている。医師はそれよりも検査データなどの客観的事実から身体状況を正しく把握して診断を行い、最適な治療法を判断して指示を出し、治療による体や検査データの変化を観察し、分析することが仕事であるという認識だ。まさに「病気を診て人を見ない」という状況が常態化している。これが現在の医療の現場で行われている医師の標準的な姿である。症状や検査結果から診断基準に基づいて病名を付け、あとはエビデンス（臨床研究から導かれた医学的根拠）に基づいて治療を行う。それを施行される対象である患者が、どのような人物であろうが、どんな思いでいようが、どれだけの悩みを抱えていようが、そこには科学的根拠がないため、そのことが原因となって病気が発症し、病気の重症度や治療効果にも大きく影響するなどとは決して考えない。エビデンスに基づいた治療を行い、病気が治り、あるいは検査データが正常化すれば一丁上がり――というわけだ。それで本気で病気が治ったと信じている。そのような現代の医者が行っている診療プロセスは、将来、ＡＩやロボットに置き換えられると、医者の存在価値はなくなってしまうであろう。

30年間、患者の心と向き合って診療を行ってきた僕の経験から言えば、「心」と「体」は１００％リンクしている。「心」の問題が解決されない限り、「体」の症状がすっかり消えることはない。逆に、「体」が病めば、「心」にも大きな影響が及ぶ。いったん良くなっても再発し、あるいはさまざまな病気を次々に繰り返す場合などは、「心」に不安や恐怖が残存したままであり、そのような「心」の在り方が変わっていないがために、癖のように病気を次々に引き寄せていると考えられる。実際に、「体」に対する治療と同じか、あるいはそれ以上に重点をおいて患者の「心」にフォーカスした診療を行うことで、本人も諦めていた症状が改善し、病気が完全に治癒し、再発の防止につながったたくさんの例が存在する。

人間の本質は肉体ではなく「心」

現代医学の最大の問題点は、人間の存在を「肉体そのもの」と定義していることである。血液データやＣＴ、ＭＲＩなどの画像検査等により、体の状態がどうなっているかはある程度推測はできるが、その人がどういった人物であるのかについては、検査結果では決してわからない。

ある重大な事件を起こした人物の、犯行前の映像が監視カメラに記録されていたとしても、その外観からはこれから犯罪を行う人物であるかどうかを判別できない。もし、その人物の心の中が見透せたなら、犯行を未然に防ぐことができたのかも知れない。つまり、身体的なことよりも、むしろ、その人の心の中の思いや考えている内容こそがその人物自身なのだ。人間の存在にとって、確かに肉体はその一部である。その人自身を特徴づける要素の一つである。けれども、それは単に表面的なもので、本質ではない一部であり、もっと奥にある、本質と言えるものは、その人自身の思いや考えを生み出している「心」なのではないだろうか。

〝科学〟というエビデンス重視の偏った学問のメスが「心」に入り込めないことを理由にして、目に見える表面的な部分だけを取り上げて分析し、評価することを仕事だと考えているのが現代の医者なのだ。果たしてそれは本当に科学が目指すべき「真理の探究」と言えるのだろうか。

肉体こそが人間存在のすべてだと定義されている医学の世界では、肉体の不備を見つけてその原因を解明し、修復することにより肉体寿命、あるいは健康寿命を延ばすということが最重要課題であり、そのために貢献することが社会的な称賛を得る手段である。

では本当に、寿命が延びさえすれば、人々は真の意味で幸福なのだろうか？　臨床の現場では、「早く死にたい」と言いながら、つらそうに長く生きている人もいれば、それほど長生きではないけれど、笑顔で満足してこの世を卒業していった人もたくさん存在する。結局のところ、「死」を忌み嫌うものと定義している社会では、「死」を遠ざけることになる「生」の延長への探究は無条件に善であると考えられ、社会から支持されることになる。

大学に所属していた頃、同じ教室で再生医学をテーマに世界最先端の研究が行われていた。新しい道を切り開くという情熱と競争原理、名誉心も働き、新しいアイデアが生み出され、研究の成果が次々と積み上げられていた。研究の目的は特に重症の患者に対して再生医療の技術を用いて臓器の機能を回復させることであった。僕自身、その試み自体は医学の進歩にとって、賞賛すべき素晴らしいことであると考えていたが、一方で、その最終的な目的である寿命を延ばすことと、患者を真にハッピーにすることは別の問題ではないかと考えていた。それは人間の存在の本質は「心」であり、肉体ではないと確信していたからである。

人間存在や、生きること、死ぬことの意味が曖昧で、死ぬことを忌み嫌う風潮があればこそ、寿命が長い方がハッピーであるに違いないという文化が育ち、医学はそれに奉仕することがいつの間にか使命になっている。けれど、最新の医療技術や知見を用い、コストをかけて手に入れた延長された命とて、決して永遠のものではない。人間は誰も皆、いずれは死ぬ運命にある。永遠の肉体生命というのはあり得ない。医学は死の前に必ず敗北する。そうであるなら、どれだけ長く生きたかというよりも、どう生きたか、つまり、どれだけ多くの人に自分が存在したことを感謝され、後世の人に少しでも役立つ遺物や教訓、思想を遺すことこそが、人間にとって求められるべきではないだろうか。

肉体寿命が延びることで、自らの心を成長させ、使命を果たすための時間が与えられたことに対する感謝の念《おも》いが、他の人への愛や報恩に向かうときに初めて、延長された命が輝くのではないだろうか。

ただし、それは個人の問題であり、医師がそこまで意識して治療に取り組む必要が果たしてあるのかという疑問もあるだろう。けれども、医師も同じ人間として、患者と同じく経験によって心を成長させるために生きている存在である。

患者にとっては、病気はつらい経験ではあるが、心を磨いて成長させる〝砥石〟のような作用がある。病気をした自分と、病気をしなかった自分を比べた場合に、病気をした自分の方が、心がより成長し、そのことで他の人をも幸福にすることができたのであれば、病気をした人生の方がむしろ良かったではないかと思う。医師がそのことを理解し、人の心も高める医療をしようという信念を持ったならば、単に肉体を救うこれまでの医療とは比べものにならない素晴らしい医療になるはずであるし、医師にとっても心の成長を飛躍させるためのチャンスとなるのだ。だから医師は、人間の「生・老・病・死」のすべてに関わる職業であることに対して、「Noblesse oblige（高貴なる義務）」を果たすべきであると信じる。

誰が何と言おうとも、人間の本質は「肉体」ではなく、「心」である。肉体は「心」を運ぶ〝乗り物〟に過ぎない。〝乗り物〟の状態をできるだけ良好に保つことが重要であることは言うまでもないが、その目的は、より多くの経験をして「心」を磨くチャンスを増やすこと――。これが医学の真の目的であるべきだと僕は考える。「死」の後にも存在するもの、それが「心」であり、だからこそ、どれだけ長く生きたかというよりは、どんな「心」を持ち帰るのかということこそが重要なのだと考える。そのような人生観を持つと、ひたすら肉体寿命を延ばすことだけを命題と掲げる現代医療が、非常に未熟であり、偏ったものに見えてくるのだ。偏った方向からでは、決して本質は見えてこない。バランスの取れた、両極端に偏らないど真ん中の道、「中道」こそが王道であり、それこそが最も遠くまで到達することのできる道だと思う。

医学における「中道」とは？

サイエンス（科学）というものは、基本的に目に見えるものを対象とし、誰がやっても同じ結果を出すことを求められる。根底には、「まず疑う」という姿勢があって、「疑う余地がない」となったときに初めて受け入れられる学問だ。ところが、我々の日常生活において、目に見えないものはすべて疑い、再現されないと決して認めないとなるとどうだろうか？　家庭や職場において、愛や信頼、友情やいたわり、優しさや勇気などを疑い、信じることができなければ我々の生活は成立しないし、安心して落ち着いていられない。ひょっとして、生きていく希望さえも見出すことは難しくなるのではないだろうか。一方で、これまた目に見えない、不信や不快、さまざまなハラスメントやストレスなどによる不安や心配、あるいは恐怖心によって、我々の心身が次第に病んでいくことは経験により自明であるのに、唯物論、科学万能主義の医者にかかるとたちまち目に見えない事象は切り捨て、目に見えるデータだけを病気の診断や治療の根拠にするのだ。このような現代医学のスタイルを、果たして「中道」と言うことができるだろうか？　人間存在が心と体の両方であるならば、今の医学は半分しか診ずに結論を出していることになる。明らかにそこに「中道」はない。バランスは取れておらず、偏りがある。

一方で人間は、自分自身の心の中の道具箱に、どれほどの質と量の「智慧《ちえ》」を蓄えているかによって、人生が決まるといっても過言ではない。「智慧」とは、知識と経験から、考えを熟成させることによって紡ぎ出された、心の中の〝黄金律〟であり、その人の認識力の高さを決定する要素でもある。その〝黄金律〟の普遍性が高く、万人が信じるに値し、正しく善なるものであり、美しいものであればあるほど、「智慧」としては成熟していると言えるだろう。「智慧」の質は、人生で出くわした物事を、どう分析し、どう判断し、どのように結論づけるかによって変わり、それが後の人生におけるさまざまな場面での発言や行動による他者への影響力、感化力につながる。心の中の道具箱に入っている「智慧」が、もしも乏しくて薄っぺらで偏っていたならば、導き出される結論もやはりそれに比例したものになり、他の人に良い影響を及ぼすことは期待できない。だから人間は、バランスの取れた「中道」の「智慧」を身に付けるために、人生という修行を行い、後に続くものに、その叡智を継承することを使命として生きている存在なのだと思うのだ。

その点、現代の日本人はひどい状況に置かれていると言わざるを得ない。偏った情報が世の中に溢れていても、それが偏っているかどうか自分自身で分析や判断することもせず、そのまま鵜呑みにすることが多いからだ。なぜ鵜呑みにするかといえば、情報を分析し、判断するための「智慧」が道具箱に入っていないからだ。判断できないと人間は、無視するか妄信するしかない。メディアが新型コロナウイルスは怖いといえば、一律に恐れて自粛し、コロナワクチンは安全で打つべきだと言われれば、何の疑問も持たずに何度も盲目的に打つ。地球温暖化や、アンチ・ロシアやトランプ嫌い、マイナンバーカード推進や補助金やばらまきで得した気分になるなど、政府や報道の言いなりに、自分の頭で考えることもなく、それが正しいことだと信じ込む。呆れてしまうのは、国民のほとんどすべてが同じ考えを持ち、そのことで平穏と安心を得ているということ。どこかの全体主義国家のように、思想が統一されていて、少数意見は徹底的に攻撃され、潰される。

国民は、自分たちに代わって分析や判断を代行してくれるのが〝専門家〟や〝有識者〟だと勘違いしているが故に、彼らの考えを信じてしまうのだろう。その道の〝専門家〟は、その道からだけで観ているのであり、俯瞰的に観たときにどれほど偏っているかに思いを馳せることができない。

僕が考える中道とは、先入観や偏見を捨てて、さまざまな考え方や意見をそれぞれの立場を尊重して熟考した上で、いったん受け入れてみる。その中で両極端を排して選ばれた、一番遠くまで行けるバランスの取れた道、つまり、より多くの人たちが真の意味で生かされる道のことで、そこには叡智が存在しているべきだ。

人間が心と体で構成され、それぞれが互いに影響を及ぼしあっている以上、心と体の両面からアプローチすることこそが医学における「中道」の姿であり、それが最も遠くまで行ける道、すなわち、人間を最も健康で、幸福に導く道であると信じる。

「人を見る」はなぜカルテに残らない?

よって、患者の心の変化は、診断や治療を行う上で不可欠な情報になる。人間には心が備わっている以上、体の不調に対しても必ず心が反応するからだ。これはすべての病気において言えることだ。心の在り方が体における変化を生み出し、体が変化することで心の状態も結果的に変化する。心の在り方は病気などの体の変化にとって、原因と結果の両方になり得るのだ。実臨床において、心の在り方が表現されている病気というものは確かに存在し、その中でも特にある種の皮膚の病気はその典型ではないかと思うことがある。

皮膚は人体の最も外側にある大きな臓器であり、直接的な外界の刺激から最前線で肉体を守るバリア(防護壁)の役割を担っている。対人関係において、過去に経験した何らかの理由で、心に強力な拒絶反応とも言うべきバリアを築いている人は、体におけるバリアである皮膚に、象徴的に症状が出やすいのではないかということを以前から考えていた。

あるとき、それを確信する患者に出会った。

20代前半のその女性は、僕が勤務していた病院に不整脈の治療で入院していたが、同時に、顔面を含めてかなり重症のアトピー性皮膚炎を患っていた。これまでに抗アレルギー薬などの飲み薬、ステロイドや免疫抑制剤の塗り薬はもちろん、さまざまな民間療法も試みてきたが効果はほとんどみられていないようだった。僕は、心に築いている根深いバリアが本来の在るべき状態とは著しく異なっているがために、皮膚のバリアに警告を発しているのではないかと考えた。毎朝の回診のたびに、不整脈が良くなっていることを確認しながら、心に壁を作っている存在に対してそれとなく質問を繰り返した。初めの頃は、「そんな人はいませんよ」と否定していたが、こちらがあまりにもしつこく「誰か思い出した？」と尋ねるので、「実は、お父さん」と答えてくれた。「お父さんは浮気性で、不潔。お母さんが可哀想。生理的に嫌」だと。父親が入った後のお風呂には絶対に入らないし、洗濯物も別に洗うくらいに嫌っていた。尋常ではない拒否感を持っており、これが原因だと僕は確信したので、不整脈の治療が終了し彼女が退院するときに、「お父さんのことを許せたら、ひょっとしてアトピーが治るかもしれないね」と言葉をかけて見送った。

そんな彼女に再会したのは約2年後だった。外来で心臓の検査を行った女性の患者から声をかけられたのだ。「先生、不整脈で入院したときはお世話になりました」と。その顔を見ても、しばらくは誰だか思い出せなかった。それもそのはず、その顔からアトピーの症状が跡形もなく消えて、すっかりきれいな肌になっていたのだ。

この2年の間に何があったのだろうか。彼女によると、これまでの治療をしばらく継続しても全く良くならないので、先生に言われたことをふと信じてみようかなという気になり、お父さんについて改めて考えてみたのだという。そしてお母さんとの関係に目を向けたところ、お父さんの浮気はお母さんにも原因があることに気付き、お父さんだけが悪いわけでもないという思いに至ったというのだ。お父さんとの良い思い出もよみがえってきた。小さかった頃、雨が降ったときに幼稚園に傘を持ってきてくれたなとか、自分のためにやってくれたことをいくつか思い出すうちにお父さんを許す気持ちが生まれ、心を開いていくと不思議にアトピー性皮膚炎の症状が消えていったというのだ。

心と病気は分かち難く結びついている。そう感じる事例を僕はいくつも経験している。患者を診察して感じたこと、患者が語ってくれたこと、僕が患者にかけた言葉など、僕はできるだけカルテに書き残すようにしている。しかし、彼女の心の変化や、それに伴うアトピー性皮膚炎の改善過程はカルテには何一つ残っていない。僕は皮膚科医として彼女に関わっていたわけではなく、また、彼女の皮膚に起こった変化は現代医学では決して説明がつかないので、病院のカルテに書くことは難しい。彼女の心の変化によってアトピーが治癒したと信じる医者は極めて少ないであろう。〝サイエンス〟が存在しないからという理由によって。

自分のクリニックを開業してから僕は、患者の発した重要な言葉は基本的にカルテに記録するようにしている。患者がそれを覗き込み、「そんなことも書くのですか？」と驚くこともあるが、患者がその瞬間、その瞬間に語ってくれた言葉が僕にとってはこの上なく大切な情報なのだ。それは次の診察につながる。血圧だとか検査データだとか身体所見だとかにとどまらない、患者の「心」の記録を残すことが「人を見る」ことの基本だと僕は思っている。それでも、すべてを記録することは不可能だ。なぜなら人間は、一番重要なことは最後まで心の奥底にしまい込んでいるものだから。それをどこまで引き出すことができるかが「心を診る医者」の腕の見せ所になるのかも知れない。

2章

医者の使命は何か?

——現代の医者という存在を考える

医者にとっての〝飯のタネ〟

そもそも、医者にとっての〝飯のタネ〟とは何だろうか。はっきり言えばそれは「病気」である。「病気」が存在しないと医者は食いっぱぐれる。「病気」があるから医者の存在が許されるのである。

もちろん、医者は病気で苦しむ人を助けたいと思い、真剣に「病気」を治そうと努力する。そのために受験勉強を頑張って医学部に入り、6年間の大学生活で医学の基礎を学び、医者になってからも勉強を続けて知識を深め、技術を磨く努力を続けてきた。しかし、〝飯のタネ〟である治すべき「病気」がなければ仕事はできない。だから、医者の心の中にはいつでも「病気を求める気持ち」が存在する。

診察をし、患者の訴えを聴きながら医者は頭の中で病名の〝当たり〟を付けていく。いくつかの候補を挙げ、血液や検体、画像などいろいろな検査を行って本命を絞り込む。このような手順を踏んで、できる限り正しい診断を行うように客観的なデータを集め、医学的に最も適切とされる治療が何であるかを検討し、それを患者に提案して実行していくのだが、その過程で医者の潜在意識を支配しているのは、「病気を見つけ出そう」という強い想いである。

医学に関わる研究者の場合も、「新しい病気を発見しよう」「病気のメカニズムを解明しよう」「難病に対する新薬を開発しよう」というモチベーションで研究に打ち込むが、これもすべて病気の存在が前提である。

診療の中では、さまざまな検査を行っても病名がはっきりしないというケースを少なからず経験する。保険診療を行うためには、とりあえず病名を付ける必要があるので、もっともらしい〝疑い病名〟を付けて経過観察を行うのが一般的だ。だが、どうしてもわからないと、「ストレスが原因では？」「心の問題では？」と患者に伝え、自分が関わる問題ではないと突き放す。このようなケースでは、実は最初からそこ、つまり心が問題の核心であった可能性が高い。

ストレスや心の問題が肉体に悪影響を与えることは今さら言うまでもない。僕の経験では、身体的不調や病気の裏側には、約7割の確率でその人固有の「心の事件」が隠れている。それに気付かず、独りで抱え込んでいるとやがて精神面から体にも不調が及び、病院を受診することになるのだが、体の症状がつらくて来院するので精神的なことについては医者が聞かなければ自らは何も訴えない。関心がない医者にかかると、最後まで聞かれないで終わる場合もある。もし患者の方から、体の不調はひょっとして職場や家庭での「心の事件」が関係あるかもしれないと話したとしても、医者にとっては現在の肉体的な症状に病名を付けることが最重要であり、「心の事件」は不調の発端かもしれないけれど、それを何とかするのは自分の仕事ではなく患者の個人的なことであり、現在の肉体的な症状に結び付けるのは非科学的であるとして、関与することはほとんどない。

医者の〝集合想念〟が病気を生み出す

人の心の中に浮かぶ考えを〝想念〟と言うが、すべての医者が持っている「病気を求める気持ち」、すなわち〝集合想念〟が世の中に病気を増やす大きな原因の一つになっていると僕は考えている。社会全体で共有している想い、すなわち〝集合想念〟は大きくなって継続すると何らかの物質的な現象を引き起こす。新型コロナは怖いという〝集合想念〟が大きな社会現象を引き起こしたように、医療界が「病気を求める」という〝集合想念〟を抱き続けると、結果として世の中にさまざまな病気が出現する。

つまり、医者が医者としての仕事をするためには「病気」が絶対に必要であるが故に、病気を求める〝集合想念〟は否応なく発生する。その力は非常に大きく、何らかの病気と診断される人の数は増え続け、新しい病気も次々と登場して〝集合想念〟の期待どおり病院通いする人は増加する。そして高額な検査や治療を受けなければならない人も増え、医療費が年々膨らんで国の財政を圧迫する――。これが現代医学の現実の姿であり、その延長線上に明るい未来などあるはずはない。

「病気」は、人の心に「死の恐怖」や「将来への不安」を抱かせる。そのため、「病気」を治す医者は患者から頼りにされ、期待され、時には崇められる存在となる。しかし、「あなたは〇〇病です。治療しないと△△になりますよ」と言って、「死の恐怖」や「将来への不安」に拍車をかけているのもまた、「病気」を求めている医者自身なのだ。1章で述べた通り、患者が医者に植え付けられた「恐怖」は特に厄介だ。心に傷をつくり、そこから血が流れ続け、その血の臭いを嗅ぎつけてさらなる恐怖や不安、本当の死までもが近づいてくる。まるでジョーズに追いかけられるようなものだ。恐怖によってできた傷をふさがない限り、いつまでも恐怖に苛《さいな》まれることになる。

このような事態を食い止めるために明らかに必要なことは、医者の〝集合想念〟を、「病気を求める気持ち」から「別のもの」に変えていくことである。

患者が求めていることとは、症状が改善し、「病気」の恐怖や不安から解放されて健やかに生きることである。医者は、恐怖心を増長させて治療の網に患者を追い込むのではなく、いかなる状況においても、希望の光を示すことで方向を明らかにし、むしろ恐怖や不安から解放して安らぎを与えるように最善を尽くすことが使命なのだ。

それを実現するためには病名を突き止めるだけではなく、「心」にフォーカスし、「心」に寄り添うことが不可欠であり、病気や症状をつくり出している患者固有の「心の事件」の存在を意識して診察に当たることが必須である。

すべての医者が「病気を求める」という想念をまき散らす代わりに、「何としても希望を与える」という理念で診療に当たったならば、実る結果もまた、全く異なったものになるはずだ。

医者は潜在意識を支配する存在

専門家で、その道の権威であると信じている医者に言われた言葉は、その内容が患者にとっては未知の領域であり、それでいて自分の体に関する重大な案件であるからこそ、無視することはできず、その言葉が強力な〝暗示〟となり、結果、医者の言葉通りに病状が悪化する。その通りに展開すれば、医者に対する〝信仰〟はますます強まっていく。ポジティブな言葉であれば、信じた方が得をする場合もあるが、基本的に医者の言葉はほとんどがネガティブだ。なぜなら、明るい予言をして、結果的に病状が悪化するとやぶ医者だと思われるが、悪い予言をしても結果が良くなればかえって感謝されるからだ。

医者の言葉をすべて疑えと言っているわけではない。知っておいて欲しいのは、「いったん心の奥に入り込んだ自己暗示は、潜在意識となり、それは必ず何らかの形で現象化する」という潜在意識の法則だ。医者が発するネガティブな言葉は、自己暗示となって、心の奥底にへばりつき、それが無意識のうちに、自らの考えや想い、行動までをも支配して実現へと向かわせる。けれど、忘れないでいただきたい。医者がどんな予言をしたとしても、それを心の中に入れるかどうかを決めるのは患者自身なのである。1章で紹介した大林監督の例を思い出してほしい。彼が心の中に入れたのは医者の言葉ではなく、自分の信念であったことを。

不思議なことに人間は、命に関わらないことについては、医者の言葉よりも自分自身の〝都合〟を優先させることがある。これは医者の言葉が暗示にはならず、跳ね返してしまうため、潜在意識には入らず、〝先住民の意識〟を追い出すことができないからだ。

例えば、毎年の健康診断で医者にいつも同じ注意を受けている場合がそれに当たる。体重増加、脂肪肝、メタボ、コレステロールや中性脂肪などの脂質や血糖や尿酸値の異常などが存在すると、医者からは「もう少し体重を落とした方がいい」「カロリーの高い食事を控え、運動を生活に取り入れて」などと言われる。そう言われた直後に、頭では「言われた通りだ。気を付けた方がいいな」と考える。これが表面意識というものだ。わかりやすく言えば、「建て前」でもいい。ところが、〝先住民〟である心の奥底の潜在意識では、

「別に太っていてもそんなに困っていないし、美味しいものを食べるのが大好きだし、食べたいものもいっぱいある。運動って、苦手だし、面倒……」と「本音」の部分でそう考えていると、「本音」である潜在意識の方が優遇されて、医者の言葉は軽くあしらわれる。かくして、毎年同じような健診結果が続くことになる。

「建て前」の表面意識は、そのときの状況や都合でヨットのように風向きでコロコロ変わるが、「本音」の潜在意識はタンカーのようにそう簡単には変わらない。「本音」を変えることができるのは、命に関わるなどの切迫した感情、心の底から感動するような刺激、非常に影響力のある人の言葉、あるいは変えることを意図して繰り返して行われる「習慣」によってである。

影響力のある医者の、命に関わる、あるいは重い病気に関する言葉は、そういった事情で潜在意識を支配するのだが、それを良い方向に利用することがこれからの医療を変える一つのポイントになるのではないかと僕は考える。

例えば、薬を一つ処方するにしても、患者の潜在意識にフォーカスすると、そこでの医者の発言はより慎重になる。医者にとっての常識は、患者にとっては決して常識ではないからだ。患者にとって、症状がつらいかどうかや、いつまで服薬しなければならないかによっては、薬の存在は有難くもあり、煩わしくもある。症状がつらければ有効な薬を切望するであろう。潜在意識が求めているからだ。けれど、症状が何もなく、検査結果の異常のみで長期にわたって服薬するような薬であれば、潜在意識は服薬を望まないことが多い。そのような状況で医者の常識で処方された薬は、大概は自己判断で途中放棄され、あるいは何らかの不調を理由に「副作用」を疑って中止されることが多い。その場合の「副作用」はやめるための口実である場合もあるし、潜在意識が嫌がっていることが肉体上に表現された結果であることもある。

服薬することが、健康寿命を延ばし、高齢化社会を快適に健康で過ごすための一つの手段になるのであれば、薬を〝招かざる科学的な異物〟と捉えるのではなく、自分を元気に、快活に、できるだけ遠くまで導いてくれる〝サポーター〟という暗示を与えて処方する方がよほど患者のためになる。医者の自己保身から副作用の可能性を並び立てて、「伝えた」というアリバイを作り、一方で服薬しないことで患者に発症しうる病気の予言を行うのでは、処方する薬が１００％その効果を発揮できるわけはないことを認識した方がよい。

診断の告知に関しても、不安や恐怖心を煽り立てて、病状悪化に誘導するような暗示を行うのではなく、病気の存在をむしろポジティブに捉えるような思考習慣を身に付けるように患者を誘導する。影響力のある医者が、その言葉で、患者自身の思考習慣を変えていく、そういった暗示を繰り返し行うことで患者の潜在意識が変わり、考え方や行動が変わり、結果として病状が好転し、病気とポジティブに向き合えるようになって患者の人生そのものが良い方向に向かうという考え方だ。

医者は神ではない

医者は、たった一つの言葉や態度で、患者を幸せにも不幸にもする。医者自身はそれについてひどく無頓着であるが故、無意識に人の感情を支配していることに気付いていない。医者による余命の予測や宣告は当たり前のように行われているが、本来ならそれは神の領域であるはずだ。それなのに、神のように振る舞うことへの畏れを感じている医者はほとんどいない。人の寿命は医学統計などで決められるものではないし、ましてや医者ごときが人の寿命を予言するなどということはおこがましいことである。

余命宣告のみならず、病気の診断や予後説明に際して、高圧的に、患者の気持ちをネガティブなある方向にのみ貼り付けてしまうような発言を繰り返し行うことで、医師というステータスに対する承認欲求を満たしているような医者は少なからず存在する。その典型であったのが、1章で述べたコロナ禍における感染症の〝専門家〟たちの発言であろう。

このような事態を招いたそもそもの原因は、医者があまりにも大きな権威を持ってしまったことにある。発言力が強く、専門性を盾に大勢の人を一瞬で従わせてしまうことが可能になってしまったからである。

2021年の晩秋に東京のパルコ劇場で『ザ・ドクター』という芝居を観た。英国の作家・演出家であるロバート・アイクの作品で、大竹しのぶさんの主演で上演された。彼女は、ルース・ウルフという医師の役だが、死を間近にした少女のためにその両親から臨終の典礼を頼まれてやってきた神父に対し、面会謝絶を告げて集中治療室への入室を拒否するのだ。神父との会話の中で、「(私は)人間である前に、医師だと思っています」というセリフが、医者の傲慢さを鋭く表現していてとても印象的だった。

確かに、医者は肉体という観点ではこの世の権威であると思われている。ルースのセリフにも「病気をする患者は救いを求めて皆、自分のところに集まってくる。遺体になるまでは自分に責任がある」というものがあるのだが、これは裏を返せば「死んだ後は知りません」ということだ。肉体だけ救おうとすることが使命であり、そこに宿ってきた「心」は科学的ではないので無関心でもよい――。そんな医療を行う医者に救済力はなく、神の代わりを務める資格などあるはずがない。

患者に希望を与えるために

患者が心から希望することは、信頼する医者から「あなたの病気は治ります」と宣告されることであり、それが患者にとっての希望の光になることは間違いない。けれど、治るとは言い切れない病気であると診断したとき、果たして医者が患者に与えることができるのは、落胆や絶望だけなのだろうか。肉体寿命だけにフォーカスしている医者であれば、応えはイエスであろう。その場合は、患者からの信頼の有無というものはあまり重要ではなく、必要なのは医者であること、つまり医師免許だけである。しかし体だけではなく、心にもフォーカスしている医者であれば、どのような状況であっても、たとえその病気が不治の病であったとしても、患者やその家族に希望を与えることは可能である。なぜなら、人間は心を成長させるために人生修行を行っている存在であり、人生における苦難や困難は、病気も含めてすべてが砥石となるからだ。

与えられたものを受け入れ、そこに深い意味を見出したとき、病気の存在すら希望に変わる。そのように患者を導くときに必要なものが信頼なのだ。信頼された医者の言葉こそが、患者の潜在意識に刺さるからだ。

では一体、何が患者の信頼を得るために重要なのだろう。経験年数か、経歴か、業績か、評判か……。それらは当然必要であるが、最初から手に入るものではなく、結果として与えられるものである。患者の信頼を得るために、初めから必要で、なおかつ継続的に必要で最も大切なことは、目の前にいる縁ある相手に対してどれだけの関心を抱き、どれだけハッピーになって欲しいと心から願っているか、そうした医者の〝心意気〟なのだ。

患者の立場からしてみれば、病院や医者を選ぶときは、経験や経歴、業績、評判などは当然気になるであろう。けれど、病気を治して欲しい一心で医者に対峙している患者にとって、今、目の前にいる医者を信頼できるかどうかは、そんなことではなく、その言葉や態度、まなざしや表情、発する雰囲気やオーラによって、その本心から出ている愛の深さを感じるときなのだ。

ある患者は、感冒後の咳が長引いていたため呼吸器の専門クリニックを受診し、呼吸機能検査を行ったところ基準値を下回ったため、気管支喘息と診断された。この病気は一生付き合っていかねばならない病気であり、風邪をひいたり、ストレスが多いと悪化し、薬を中断すると再発してしまうので絶対にやめてはいけないと説明を受けた。自治体によってはある特定の病気に対して治療に補助金を出しており、その患者も申請を勧められ、言われるまま書類を提出した。専門医による診断と脅しのようなネガティブな病気の予後予測、さらに申請が受理されたことによって「自分は公的にも認められた喘息患者なのだ」と、潜在意識に刷り込まれてしまった。ここには何の希望もない。残るのは憂鬱《ゆううつ》と不安だけだ。

そのような経緯で医者の診断を受け入れるケースが多いのである。もちろん、診断そのものは正しいことがほとんどなのだが、中には診断が正しくない場合や、病気に対する受け止め方が間違ったまま、それを信じ込まされている例も少なからず存在している。潜在意識に刷り込まれた〝確信〟は、今後の物事の考え方や行動を決定する場合の判断や選択に大きな影響を及ぼすため、医者に予後予測されたそのままに病気が進行することが多い。

この患者も、案の定、風邪をひくと発作が悪化するので、いつも風邪のひき初めに過敏になる。旅行にうっかり薬の持参を忘れてしまうと不安が高じて息苦しく感じる。ちょっとしたことでパニックになって、過換気になり、手足がしびれて救急外来を受診する回数も増える。そして何度も発作が起きて救急車を要請し、ERで点滴治療などの救急医療を受けたこともあったそうだ。そのたびに処方される薬の量が増加して、憂鬱と不安が倍増することになった。数年以上もそのような状態で過ごし、あるときにふと「あのとき診断されるまでは、喘息の気があるなどとは一度も言われたことがない。それなのに一生、この薬を使い続ける必要があるのだろうか。本当に自分は喘息なのだろうか？」と疑い、別の医療機関に行く患者も存在する。僕のクリニックにもそのような患者が来ることが時折ある。このケースもそうであった。

よくよく経過を聞いてみると、最初は通常の風邪症状で、咽頭痛や熱などは引いたものの咳だけがしつこく残ってしまった。その状態で病院へ行くと気管支喘息と診断されたとのこと。風邪の後遺症として気管支炎が残ることはよくあり、その患者も時間がたてば自然に治ったはずだった。しかし、気管支喘息という病名を付けられ、潜在意識もそれを納得してしまっているために、「一生治らない」「悪化する」という医者の予言どおりに、病気が展開したのであった。

患者の潜在意識の認識を変えるために、僕自身が「これは気管支喘息ではない。この患者は必ず元の健康な状態に戻る」と確信をもって診療に当たり、「元気になってほしい、ハッピーになって希望を取り戻してほしい」という強い思いで僕の解釈を伝えた。その患者はそれを次第に信じ、最終的に〝喘息患者〟であることを卒業した。それでも、潜在意識を変えるには相当な時間を要し、ほんの少しずつ薬を減量して自信をつけながら、結局、吸入薬などの喘息治療薬がすべて不要になるまでに半年ほどかかった。それから数年たった今も喘息発作が全く起きていないのは、潜在意識が「自分は喘息ではない」と納得しているからであろう。喘息ではこのような事例が少なくなく、喘息以外の病気に関しても、これまでにも多数例を経験している。

僕が診療でいつも意識しているのは、「まず肉体を癒すこと」、そして「思い込みや間違った習慣を変えて人生の軌道修正を促すこと」、最終的には「心を救うこと」、である。患者一人ひとりの人生がどのように輝き、どんな気付きがあればハッピーになれるかということを一緒に考えたいと思って診療を行っている。

「この人の治療の対象は、体よりも心の方だな」と診察や検査結果によって確信した患者に対しては、「心」にフォーカスして深掘りする。多くの場合は患者自身もそれに気付き、二人三脚で進んでいくことができるのだが、患者自身、真の問題が「心」にあること、その「心」と体の症状は密接に関係していることを理解することができないと、「自分は心の話をしたくて受診したわけではない」「上から目線でいろいろ説教された」「体調が悪いから行ったのに、なぜ失恋の話をしなければいけないのか」などと、ＳＮＳに書き込まれるなどの苦情が寄せられることもある。特に後者の患者は、食事が取れない、吐き気がする、フラフラするといった身体的な症状を起こした本質的な原因が失恋によるショックであったことは、身体上の異常が何もないことから自明だったのだが、本人はまだそれを認めたくないし、初対面の医者にとやかく言われたくない。予期せず「心の事件」の存在を指摘されて腹が立ったのかも知れない。

本当の意味で「治る」ためには、いま自分がいちばん苦しいと感じていることから目をそらさないことが大切だ。失恋というつらい体験をどう乗り越えるか、そこから何を学ぶかというところに体調が悪化した原因の本質があり、成長のチャンスを与えられているとも言えるのだが、プライドが邪魔しているうちは、なかなか理解できないものである。

一方で、僕にも反省すべき点があると気付かされた。相手のニーズを汲み取って、まずは身体面からアプローチし、身体的な苦痛が少しでも楽になり、信頼関係を築いてから、相手の心に余裕ができてきた頃に、「実はあなたの症状はね」という話をするべきだったのだ。僕自身も患者との貴重な関わりの中で、日々成長させてもらっている。

医者の本当の使命とは？

医者が、患者を治したい、今よりも良い状態に回復させたいと思っていても、肉体や病気ばかりを見ていると、発する言葉はどうしても〝脅し〟になりがちだ。自分自身や家族が検査や手術を受ける前に、医者からこんな説明を受けたことはないだろうか。

「細心の注意を払って行いますが、まれに血管を傷つけて出血が止まらなくなることもあります。そのときには輸血も行いますが、場合によっては命に関わることもあります。手術を受けないという選択肢もありますが、手術以外の治療法では治癒を目指すことは難しく、病気の進行を止められなくなる可能性があります」

ひと通り説明を受けた後は、何枚もの同意書にサインを求められる。この過程を「説明と同意（インフォームドコンセント）」という。本来は、患者やその家族が検査や手術の内容を十分に理解し、納得して臨めるようにするためのものだが、現実には万が一不運な結果になった場合に、病院や担当医に対して訴訟が起こらないようにしたり、もし訴訟を起こされても裁判で負けないようにするため、つまり自己保身のためという側面が大きい。

医者はこう考える。

「必要なことはすべて伝えたので義務は果たした。だから、手術を受けるか受けないかを判断するのは患者の自己責任である」

このような考え方に基づくインフォームドコンセントは、患者を追い詰めて苦渋の決断を強いることになる。ある患者は、手術室で全身麻酔をかけられるときに「もう目覚めることはないかもしれない」と覚悟を決めて臨んだと、退院後に話してくれた。

脅しのような説明を受けてそれに同意させられ、その結果、患者本人も家族も、不安になるのは当然であろう。だからこそ、手術がうまくいったとき、医者は神のごとく感謝されるのだ。もし何か事故があったとしても、事前にインフォームドコンセントを行い、選んだのは患者自身なのだからと責任を回避できる。どちらに転んでも病院や医者は不利にならないシステムが確立されている。

しかし、これはあまりフェアではない。事前にリスクを伝えることにやむを得ない面はあるが、患者の「心」に寄り添う気持ち、患者の置かれた状況を思いやる優しさを備えた、希望につながる対話をすることが大切だ。患者の「心」が不安や恐怖ではなく、安心や安らぎにつながる対話が、患者と医者の信頼関係を築く基盤となる。

命をあずける医者に対する信頼。これに勝る安心はない。なぜなら、この人に任せよう、命をあずけようという信頼が、手術や検査に向かう患者の恐怖心を和らげるからだ。実際に、過度な緊張をせずに手術に臨んだ方が術後の回復が早いというデータがある。

治療後に今後の見通しを伝える際も同じだ。たとえ、「治療で病気（肉体）は治りましたよ」と医者が言っても、いつ再発するかわからないという恐怖が潜在意識に刷り込まれていたら、「心」は恐怖に支配されてしまうからだ。

医者の本当の使命は、患者を脅して従わせることではなく、希望を与えて解放することなのだ。そのためには医者は、肉体や病気のことだけではなく、人間の本質である「心」のしくみを理解することが必須である。

3章

病気になる理由がある

——ならば治る理由も探してみよう

〝サイエンス〟という壁

世の中で起こる物事は、すべて原因と結果で成り立っている。すべての結果には必ず原因があるのだが、その原因は見つかる場合と見つからない場合がある。さらに、原因がたった一つという場合はまれで、関与する程度に大小はあるにせよ、ほとんどにおいて複数の原因が重なって一つの結果が生み出されることが多い。

病気という結果についても同じことだ。必ず原因がある。他の物事と同じく、大抵、複数の原因が関与して病気は発症するのだが、現代医学では目に見える、物質的なものだけが〝サイエンス〟として受け入れられる〝ルール〟があるため、病気の原因に目に見えない要素は積極的には入ってこない。よって、原因の一部だけが抽出されることになる。

例えば、動脈硬化にしても、現代医学的には、高血圧や脂質異常症、糖尿病や喫煙などの原因が背景にあることが多いことは知られている。けれども実臨床においては、それらの要素は全く存在しないのに、高度な動脈硬化性病変を有する患者もいる。このようなケースでも原因は確実に存在している。もちろん、現代医学ではまだ解明されていない、物質的な原因がある可能性は否定できないが、いかに多くの心労やストレスなどの「心の事件」がこの患者の背景に存在していたとしても、今の医学の〝ルール〟ではそれが原因の一つであると考えることはほとんどない。

感染症などは、比較的原因がわかりやすく、細菌やウイルスなどの病原体が体内の細胞に感染することによって発症する。この場合でもやはり病原体だけではなく、感染される側の免疫力の低下なども原因になる。生活習慣病や老化が原因で起こる白内障や難聴、骨粗鬆症、脊柱管狭窄症や変形性関節症などの整形外科疾患も原因が比較的わかりやすい病気であるが、単一の原因で発症することは通常はない。他に、体質や遺伝的要因で起こる病気もあれば、有害物質にさらされるなど、後天的な環境要因で起こる病気もある。不注意や不運な事故による骨折などの外傷は原因が明らかだが、ここにも事故に至るまでのイライラや怒りなどの心情というものも原因として決して無視できないはずだ。

一方、根本的な原因はいまだ不明であるものの、検査や治療法がほぼ確立されている病気もある。関節リウマチもその一つである。関節リウマチは、免疫システムが自分の体を攻撃して発症する自己免疫疾患の一つである。なぜ自分の肉体が自身の免疫反応によって攻撃されてしまうのか、その本質的な理由はいまだに解明されていないが、関節を破壊する炎症物質の一部は特定されており、薬で炎症を抑えることが可能になっている。現在では、早期に発見し、適切な薬物治療を行えば関節の破壊を防いでほぼ普通の生活ができるようにまで進歩している。このような病気の背景にも、実は心理的な原因、心の傾向性、病気を引き寄せやすい心の波長のようなものが根本原因として存在し、その結果として肉体に及んだ変化を、ここで初めて原因だと考えている可能性もあるわけだ。

このように病気の根本的な原因の上流に存在するものは、現代医学では実はわかっていないことが多く、身体上に目に見える形で現れて、初めてそれが原因だとして認識され、そこに対する身体的なアプローチによって好転したものに関しては、〝克服した〟と考えられているのであって、本質的に解明されたわけではない。それが、病気の再発という形で表現されている。

言うまでもないことだが、臨床に従事する医者の仕事は、患者の訴えや症状、過去の病歴や生活歴、検査データなどをもとに正しく診断し、適切な治療を提供することだ。しかし、現代医学の〝ルール〟からだけで診ていたのでは決して正しい原因は解明できず、本質的な治癒に導くことは難しいということを知っておくべきである。

心の傾向性と病気

我々の心と体は、一般に想像されている以上に深く関連している。職場や学校、家庭などにおいて、人間関係の大きなストレスを抱え続けた場合、心身に大きな不調が起こる。あるいは医者から重大な病気だと診断された場合、病気そのものによる症状は自覚していなくても、動悸を感じ、食欲がなくなり、夜眠れなくなることがある。それらの症状は、心に去来した不安や恐怖、怒りや焦りなどのネガティブな感情が引き起こしていることは明らかだ。

人生には、自分にとって不都合であり、不快を感じるような出来事に遭遇することや、なぜ自分がこんなつらい目に遭うのだろうと思うような大きな試練に遭遇することもあるだろう。そんなときに自分の心に最終的に去来する性質が、感謝や謙虚さ、反省、寛容、ポジティブ思考などの「心の傾向性」であれば、その出来事から学びや教訓を得て、さらなる発展につながることもあるだろう。一方で、怒り、恨み、つらみ、自己処罰、完璧主義、マイナス思考などの「心の傾向性」で最終的に対処してしまうと、心に闇が発生し、それが自律神経やホルモンバランスの乱れなどを介して、次第に体にも不調を来し、それこそが病気を発生させる原因になるのだ。この闇に向かう「心のベクトル」がどれだけ暗い闇に向いているのか、どれだけ強くそのマイナスの念《おも》いを感じていて、どれだけ長くそれを抱えていくかが、発生する病気の重さや複雑さなどの性質を決める。

僕が経験した例でも、ある中年男性が、息子さんが自殺したことを自分のせいだと何年も責め続けた結果、自分を消滅させたいという自己処罰の強い念いが、がんの発生とその多発転移を招いたと考えられる事例がある。現代医学ではその原因を、遺伝子の変異や他の物質的な原因に帰するであろう。それも理由の半分かもしれない。あるいは理由はともかく、発生した病気や臓器に現れた現象にのみフォーカスして、彼の「心の事件」には決して触れないであろう。物事の半面しか見ない、こういった現代医学の姿勢のどこに〝真の救い〟があるというのだろうか。心と体が密接に影響しあっているというのは、まさにこういったことが証明してくれているのではないだろうか。自己処罰の念いから解放してあげることこそが、彼が救われるために必要な最善の治療なのだ。それによって病気が好転することもあり得る。

別の例では、厳しくて、決して自分を認めてくれることなく亡くなった父親に対する強い恨み心から、「自分が現在不幸であるのはあなたのせい」と、まるで亡父にアピールするように何年間も喘息発作で救急受診を繰り返したケースがある。この恨み心こそが喘息発作を繰り返すことの根本的な原因であるという指摘を最終的に受け入れ、心の中で父親を許した途端に、それ以後ぴったりと喘息発作が消失した症例も経験した。

現代医学では、「心の傾向性」が持続した結果として現象化した、目に見える肉体の変化を、病気の原因の始まりと捉えている。目に見えたところからしか頭が働かない。けれどもそれは真の原因ではないため、いったん薬などで治療しても「心の傾向性」が変わらない限り再発を繰り返すことには全く気付かない。

「現在ただ今」に何か問題がある場合、どうしても自力では見つからない場合もあるが、それが生じた理由は過去のどこかに必ずある。過去の「心の事件」の中には、その人にとって必要な学びや教訓が隠れていることが多い。それはある意味「宝箱」のようなもので、自分で探そうとすれば、そこには未来を明るくする希望や光の宝石が確実に存在している。けれども、過去の不幸である自分と向き合うのはつらい。そこには知りたくもない自分自身の美しくはない、ネガティブな「心の傾向性」が闇として存在しているからだ。

いつも心に抱きやすい感情が何であるかというのが「心の傾向性」だ。すぐにかっとなりやすい、恨み心をいつまでも抱えやすい、自分を責めやすい、完璧じゃないと気が済まない、何でも悪い方に考えるなどのネガティブな「心の傾向性」が継続して度を超すと、それが心を傷つけて肉体に及び、体調が悪くなり、あるいはその心の波長が磁石のようにもっとマイナスのものを引き寄せて病気になることもある。そう、ネガティブな「心の傾向性」はまるで磁石のように病気を引き寄せる。

例えば、前例のように、責任感が強すぎて自己処罰など自分を責める傾向性の強い人は、長期間その傾向性が続くと、磁石が砂鉄を徐々に引き寄せるように、がんなどの病気が発生して進行することがある。「自分が悪い、自分は罪深い」という想念が、具体的な肉体への表現手段として、自己を消滅させる方向へ向かわせるからだ。これは〝サイエンス〟ではないと思うかも知れないが、長年、深いところで病気の人の心と付き合ってきた医者の眼から見ると、〝サイエンス〟を超えた「真理」であると言える。

けれども、ネガティブな「心の傾向性」に気付けば努力で変えることができる。僕が診てきた患者の中には、心のベクトルの向きを180度変えたことで見違えるように元気になった人が何人もいるが、彼らには共通点が2つあることに気付いた。1つ目は、自分自身の「人生の難問」を自我力で解決するのをやめて、ある意味、潔く諦め、そしてそれを丸ごと受け入れたということ。順風満帆で、悩み事など何もない人生を多くの人は望んでいるかも知れない。けれども、そのような人生の中で一体何を学び、どんな人間的な、心の成長があるというのだろうか。現在ただ今、自分の目の前に立ちはだかっている問題こそが、人生において解決すべき自分にとっての固有の課題であり、それを解決しようとする過程こそが自らの心を成長させるのだ。「この出来事が自分自身に降りかかってきたのは、決して偶然ではなく、自分のせいでも、他人のせいでもなく、環境が悪いわけでもなく、そうではなくて、人生の目的である自分の心を成長させるために、自分にとって必要であるからこそ必然として現れた、自分自身にとっての固有の課題であるのだ」と丸ごと受け入れたのだ。

２つ目は、「悩みの次元」を上昇させたということ。ある人からこのように聞かされた。「以前は自分のことばかりで悩んでいました。でも、今はもっと難問で悩んでいます。どうすれば自分の周りの人たちを、もっと幸せにできるか、どうすればもっと世の中を美しくできるか、自分が生きている間にできることは一体何であるかといったことです。だから今は忙しくて自分のことで悩んでいる暇がないのです」——この言葉を聞いたとき、僕自身が幸福な気持ちになり、とても大切なことを教わったと思った。

「宝箱」を探すというのは、勇気をもって過去の「心の事件」を見つめ直し、自分の「心の傾向性」を理解しようとすることだ。「そうだったのか」という自らの気付きや、信頼している人からのアドバイスが心の闇を解かし、人生を明るく幸せなものへと変えてくれるであろう。

心の傾向性で気になるのは、近頃、「怒り」という心の連鎖が拡大しているということだ。街に出ても、ぶつかってきても無言か不機嫌な表情で通り過ぎる人。「すみません」の一言も、面倒くさくて言わない文化が横行している。まるで、自分の自尊心を満たさんとするかのごときの車の煽り運転や、強引な割り込み、親としての自分の非を素直に認めることができず、迷惑をかけた子どもの代わりに謝らない親が多くなったと感じる。過去に自分自身が同じようなことをされて、まるでその仕返しをするかのごとく同じことを他の人にも行う。その連鎖が当たり前の文化になり、世の中に拡散しているように感じる。このような人々の心の背後には、「怒り」の存在が見え隠れしている。自分自身がぞんざいに扱われたことに対する小さな「怒り」が次第に大きくなると、他人に対する無関心、少しでも不快な目に遭ったらキレる、過剰な謝罪を求める、暴力を振るう……などとエスカレートすることもある——これらの行動の根底にあるのが「怒りの炎」だ。

公的な怒りが、正義を背景にしているのに対して、個人的な怒りという感情の露出の背景にあるのは、「自分の存在価値を否定されたこと」に対する対抗手段なのだ。失恋、解雇、無視、過小評価、注意を受けるなど、自分の存在や自分という〝在り方〟を否定されるような出来事に遭遇すると突然キレる。自分を認めない敵、言いなりにならない対象者に対して、怒りの機関銃を撃ちまくって、自分のプライドを護ろうとする。

実は、この「怒り」という心の傾向性が原因で病気になる人が多い。不愉快な感情や怒る心は、体の中でさまざまな〝悪しき化学変化〟を引き起こす。アドレナリンやストレスホルモンが産生され、血圧や脈拍が急激に増加し、血液が固まりやすくなり、脳梗塞や心筋梗塞などの重い血管疾患ばかりでなく、肥満、不眠、精神疾患なども引き起こす。しかし、ただ怒りを押し殺すとさらに心に負荷がかかり、心身を蝕む。

では一体、どうすればよいのだろうか。それは、「寛容さ」や「包容力」を養うことがその答えだと考えている。心の闇から解放され、幸せを感じながら生きている人は、人に対する寛容さや包容力を備えている。なぜなら、彼らは「自己信頼」を有しているから。「自己信頼」は、心に余裕というクッションを生み出す。世の中の人が、お互いに感謝や祝福、ねぎらいの言葉を掛け合うことこそが実は「自己信頼」を生み出す力になる。「自己信頼」は、他者から評価されている、認められている、愛されているという自覚から生まれるからだ。それが他者への「寛容さ」や「包容力」につながる。褒められる、尊敬される、愛される、慕われる、感謝される、認めてもらう、信じてもらう……。そのような経験がないと、人は不安や疎外感を感じ、心が不安定になる。そのようなタイミングで、自分がぞんざいに扱われるような出来事が発生するとキレてしまう。だからこそ、意識して、目の前にいる人、関わった人に対して、心のこもった一言の「ありがとう」という感謝や「良かったね」「おめでとう」という祝福、「お疲れさま」「ご苦労さま」というねぎらいの言葉が、それを向けられた誰かの「自己信頼」を回復させ、怒りの炎はかき消される。そのような連鎖によって、人が人を癒す好循環が生まれ、結果として温かみのある世界が創られるはずだ。

病名を付けてほしい症候群

原因不明の症状に悩まされ、病名がわからないために根本的な治療が受けられず何年も苦しんだ人が、あるとき専門医に巡り合い、ようやく原因がわかり、治療も受けられるようになったケースは、希少疾患では珍しいことではない。こういったケースではなく、世の中には、〝病名を付けてほしい〟と潜在的に望んでいる人が存在する。

例えば最近は男性にも育児休暇が認められ、状況は随分変化したが、まだ一部には存在している育児中の女性のケースがある。頭痛、動悸、吐き気、胃痛、腹痛、体のあちこちの痛みなどに悩まされ、複数の医療機関を受診しても検査異常は全く見つからず、それでも症状が続く場合に〝病名を付けてほしい症候群〟の可能性を考える。これは育児ノイローゼに近いものかも知れない。子育てに追われ、家庭という狭い世界に閉じ込められて24時間、心も体もフル稼働という状態が続き、限界が近づいた妻が陥りやすい症候群である。夫は家族の安泰のため、仕事を生活の中心に据え、昇進のため、業績を上げるために夜遅くまで働いている。家事や育児に参加する時間も気力もないほど疲弊して帰宅する。人は皆、心の奥底では誰かの役に立ちたいと思っているし、妻も夫も家族や子どもたちのために頑張っている。しかし、人間関係が馴れ合いになってしまうと、それぞれの努力や貢献はいつの間にか「当たり前」になり、自分も頑張っているから相手を認めたり感謝したりすることがおろそかになりがちだ。人は自分の存在価値がかかっているからこそ、頑張りを認められれば幸福になる反面、認められていないと感じると大きな不満を抱える。

自分の努力や貢献が全く認められていない、感謝もされない、私の存在価値って何？となったとき、深層心理が「病気」を求め、体調不良が現れる。そして、「病名」が付けば、自分が育児に対して充分に機能していないことに対する理由が生まれる。「自分は育児に対して、ストレスを感じていたり、放棄したいわけではなく、病気があったからやりたくてもできなかったのだ」と合理化できる。本人の深層心理が望んでいる限り、症状はいつまでも続く。誤解のないように言っておくと、幼い子どもを持つ女性の体調不良で理由が明確なものも存在する。育児や家事で首や肩に負担がかかり、首こり、肩こりから頭痛が生じたり、授乳や夜泣きによる睡眠不足から体調不良になることは珍しくない。

子育て中の女性だけではなく、パワハラやいじめなどの問題で、会社や学校に行かなくて済む理由として「病気」を求める人もいる。「病気」が理由ならまず自分が納得でき、上司や同僚、担任の先生やクラスメイトにも説明がつくからだ。

これは、「人生が自分の思い通りに展開していないのは、自分が病気だからに違いない」という心の中の強い念《おも》いが病気を創り出すということであり、病気でいることの方が、今の状況を説明するのに都合が良いという潜在意識の判断が病気や体調不良として現象化するのである。このように、病気にはプライドを護るための防波堤の役割がある。

患者の表面的な訴えだけでなく、日常生活の様子や言葉の端々から滲み出る感情をすくい取ろうという意識で診療すれば、その症状がどこから発生しているかを見抜くことができるようになる。心の在り方が生み出した病気であるならば、反対に心の在り方を変えることで治せる病気も多いのではないかと思うのだ。その人の本当の「課題」に焦点を当て、解決策をアドバイスすることで、すっかり症状が消失したケースは少なくない。

「心」がわからない

実は、世の中には、「心」というものがわからない人が大勢存在している。「心が原因で病気になることがあるのですよ」「心の持ち方を変えることで病気が治ることもあるのですよ」と言っても全くピンと来ない人たちだ。

そんな人たちから、「心の話を聞きたいのではない。病気を治してくれる医者を求めてここに来たのだ。だから、さっさと診断して、薬を出してほしい」と言われることもある。

ただ、「心」がわからないということが、病気が治らないことの原因になっている人が存在するということは、現代医療の根幹をなす、目に見えるものにしか価値を置かない科学至上主義の副作用だと思うのだ。これが現代医療のスタンダードになってしまっている以上、心を知らない患者を責めることはできないと感じている。

そもそも、心の問題というのは公的に取り上げることではなく、私的に後ろで解決するものだという風潮もある。むしろそのことを人に指摘するのは失礼に当たるというニュアンスを持つこともある。

ちなみに僕はJリーグの川崎フロンターレというサッカーチームのチームドクター（内科）を兼任しているが、アスリートにとって重要な要素といわれている「心・技・体」のうち「技」と「体」については、対外的には戦略に関わる〝企業秘密〟の部分ではあるが、チームの中では大いに語られる項目だ。一方で、「心」に関しては、チームのテーマとして語られることはほとんどなく、完全に個人にその管理が委ねられている。彼らも、中学や高校時代のアカデミーやサッカースクールでボールを蹴っていたときには、相手チームに勝つため、あるいはチームの中でライバルに競い勝つための「精神論」を監督から随分叩き込まれてきたのだと思うのだが、プロになるとメンタル的な負荷は増大する一方で、その扱いはまるで一変する。

常に結果を求められるプレッシャーや、いつまでもスタメンに使ってもらえない悔しさ、繰り返す怪我で黙々とリハビリを続けている選手の焦りなどを口にすることは〝弱さ〟と見なされ、自分で解決するものという空気が支配している。メンタルは表に出すな、独りで裏で解決しろという状況を感じる。

我々はこの世を生きるために、肉体という乗り物、車でいうところの車体に乗って生きている。長く乗っていると車体も故障するし、ぶつけたり調子が悪くなることもある。けれども、車体も大事なのだが、それよりもっと大事なのは、車の行き先を決めたり、どんな運転をするかを判断する運転手であろう。その運転手こそが、肉体という乗り物を操縦している心なのだ。車体の故障を直すことも大事であるが、運転手に正しい運転の仕方を教えることこそが、事故を避けるにはもっと有効であろう。

幸福の定義を考えてみる

一方、自分自身が心に抱いている幸福の定義の内容によっては、それが心身の不調を来す原因になり得ることを、クリニックを訪れたある青年から学んだ。つまり、「自分自身がどのような状態であれば幸福だと認識するか」、「自分にとっての幸せの基準とは何か」ということが我々の健康状態に大きく影響するということだ。

「自分にとっての幸福とは何か」などと意識して生きている人は少ないかも知れない。だから、自分に問うてみてほしい。その答えによってあなたの「未来健康予測」ができるのだ。

彼は社会人になって7～8年目。事務関係の仕事をしていたが、突然気力が無くなり、身体的にも倦怠感や頭痛に悩むようになり来院した。毎年職場健診も受けており、特に異常を指摘されたことはなく、クリニックで行った身体所見、血液などの諸検査でも異常は見当たらない。けれども、医者にかかりたくなるような心身の不調を自覚して来院されている。職場や家庭内での過度なストレスや悩みなども、話を聴いた限りでは存在しない。

仕事内容は単調な作業がメインであり、日常においては平穏で変化の少ない状況で生活していた。

「なぜ今の仕事を選んだのですか？」

「就活の面接の際、良い印象を受けたからです」

「仕事はどうですか？　楽しいですか？」

「普通です。楽しいと思ってやっているわけではなく、生活のためです」

「あなたにとって、幸せとはどんな状態を意味しますか？」

「お金があって、好きなときに好きなことができることです」

この幸福に対する定義からいえば、彼は少なくとも現在幸せではない。お金も自由な時間もまだそれほどあるわけではないから。また、将来的に幸福になれるかどうかの保証はない。

確かに、金銭的に裕福であり、物質的に恵まれていることは、「幸福」かどうかを判断する一つの要素にはなるだろう。ただこれは、ある人にとっては「幸福」の必要条件になるかもしれないが、十分条件ではないことは、資産家やその家族が皆一様に幸せであるかどうかを考えれば容易に判断できる。お金や欲しい物が手に入ることを幸せの定義にすることは、若い人の勤労意欲を高めるエネルギーになることはあるだろう。けれど、お金や物などの目に見える欲しい物を獲得するために幸福を追求しても、果たしてそれで人間として、本当に安定した幸福感を味わうことができるのだろうか？

人間にとって本当に幸福を感じることとは、自分というものが一番生かされているときであり、自分の存在価値を周りが認めてくれているときではないだろうか。他の人の立場と入れ替わることで自分が幸福になれるわけではない。やはり、自分に合った立場や仕事、生き方を追求していく中で、自分が生かされることが最高の幸せだと思うのだ。経済的なことは、結果としてその後ろから付いてくるものである。世の中に本当に必要であり、求められている仕事を行い、多くの人に感謝されれば、その感謝の量に応じて代価が発生し、それを感謝して受け取り、さらなる発展を目指して努力を重ねる。

周りの人を幸福にするために、自分の能力を、労力を、時間を使って生きているとき、あるいはそのような存在になろうと努力精進しているとき、自分を不幸だと感じる人は果たして存在するだろうか。

もしあるとすれば、それは自分に対する評価の低さを不満に思うときであろう。家庭内の介護や家事、零細企業などで労働量が直接賃金に反映しない場合はそのように感じることもあるだろう。ただ、そのような場合は、まだ損得勘定が心を支配しているのであろうし、何らかの見返りを求める意識が存在しているのかも知れない。自分が感じているほど、相手や顧客は満足していないのかも知れない。現状の自己が置かれている状況というものも決して偶然の産物ではなく、必ず何らかの原因が、意味が、そこにあるはずだ。見返りを求めない愛の気持ちで、それでもまだ自分に与えられていることに感謝して打ち込んでいったときに、心が平穏になり、その中にも幸福が存在していることに気付くはずだ。そう、幸福の定義が、「周りの幸福のために自分を生かすこと」であるならば、それに向けてやるべきこと、やりたいことは山のように存在しており、病気になっている暇などなくなるはずだ。

病気を人生計画に入れること

人間はそもそも病気になるために生まれてくるのではない。その一方で、人生における大切な気付きを得るために病気になることはある。

避けることのできないこの世での人間の苦（自分の思うようにならないこと）に、「生・老・病・死」の4つがあるとされている。一つの「苦」もなく、ずっと健康で順風満帆な人生を送れる人などおらず、誰もが予期せぬ「苦」を経験する――。それが万人に共通の真理であるならば、そこには必ず深い意味があるはずだ。病気という「苦」をそのように位置付け、その人の成長を促すために「人生計画」に組み込まれたものだと考えると、受け止め方はまったく違ってくる。

僕自身、50代後半（2024年現在）でまだまだ修行中の身ではあるが、医者として多くの人の人生に関わる中で少しずつ見えてきたものはある。おそらく病気という「苦」は、僕たち人間の〝いびつな心の球形〟を、凹凸のない美しい面に変えるための気付きを与える一つのイベントとして存在するのではないか。病気はつらい経験ではあるが、心を一段二段と高いステージへと引き上げるチャンスを提供しているのではないかと思うのだ。

人生で遭遇してしまった不幸な出来事も、その一つひとつを起こるべくして起こった必然、すなわち「人生計画」に組み込まれたものとして受け入れ、〝気付き〟や〝学び〟を見出したとき、人生は確実に輝き出す。自分だけではなく、周囲に存在し、共にこの地上で、同じ時間を共有して生きているすべての人々も同じように、それぞれの素晴らしい固有の人生を、心を磨くために、時には悲しみ、苦しみながらも懸命に生きているのだと考えると、この世のあらゆるものが価値ある意味のあるものだという実感が湧いてくる。

どんな病気が「人生計画」に入り込むかは個人の〝修行内容〟によるので予測がつかないが、多くの場合その人の人生の課題（球形であるべき心のどの部分が欠けているのか）と深く関わっているのだと考える。例えば、「どうせ自分なんて」という自己卑下の心や怠惰が病気を呼び込んだり、生まれながら病気になることで、自分自身や関わる人々の心を大きく成長させる使命を持って生まれてくる人も存在するのではないだろうか。人生の途中で難病や重い病気にかかった人の中にも、「この人の人生計画に最初から組み込まれていたのだな」と感じるケースもある。

さらに深く人間観察を行うと、人生に深い影響を及ぼすような病気に罹患されている方の場合、生まれてからこれまでの人生に、これといって明らかな物質的、あるいは心に起因するような原因が見出せないような場合、ひょっとしてその人の前世のトラウマ（積み残した課題や不慮の事故、事件など）が今世（今回の人生）に投影され、それが原因で病気になることすらあるように感じる。その〝宿題〟を解決することが、まるで今回の人生における使命であるかのように。人間が〝いびつな心の球形〟を、凹凸のない美しい面に変えるために修行を繰り返している存在だとすれば合点がいく。

病気が治る理由を持つこと

もし、調理中に包丁で指をちょっと切ったり、転んで膝を擦りむいたりしても、その怪我がいつまでも続くとは思わないだろう。まもなく傷がふさがって血は止まり、痛みはいずれ消えていくことを経験的に知っているからだ。潜在意識が「治る」と信じて疑っていないので、それがその通りに実現されるという原理だ。病気も実は同じで、治るためには潜在意識のレベルで治ることを確信していることが必要なのだ。

「原則として、病気は治るものだ」ということを前提に、治るための理由を患者と共に探すことが医者の一つの役割だと考えて、僕は診療を行ってきた。治るためには、まず自分の病気が治らなければいけない〝正当の〟理由を、自らの潜在意識が確信する必要がある。ただ、多くの場合はこれまでの医学の〝常識〟から、この病気はこのようになるであろうというネガティブな「未来予測」を医者から聞いてしまい、それを潜在意識が信じてしまうために「未来予測」通りに展開することが多い。前述の肺がんを宣告された大林信彦監督のエピソードでは、彼は医者の宣告を潜在意識に入れなかったことを思い出してほしい。

「病気になる理由」は、はっきりとはわからない場合もあるにせよ、わからないだけであって、必ずすべての病人が持っているのだが、「病気が治る理由」を持っている人は極めて少ない。

なぜか？「病気になる理由」を持つことはあまり苦労しないものだ。なぜなら、自分のネガティブな心の傾向性、心の癖に従って放っておけば自然と体調の不良や病気が発生するからだ。性格や本能、欲望に身を任せていれば比較的容易に病気になることができる。食べたい、飲みたい、面倒くさい、腹が立つ、許せない、イライラする、心配で仕方ない、こうでないと気が済まないなどの心の傾向性に身を委ねていると、心と体に変調を来すことは理解できるであろう。一方で、「病気が治る理由」を持つことはちょっとしんどい。なぜなら、心の傾向性を修正するための強い意志と努力精進が必要になってくるからだ。

そして、「病気が治る理由」は承認される必要がある。

この人の病気が治ることで、これから先どのくらいの人が幸福になるのか？　どのくらい世の中が良くなるのか？　どのくらい世界が美しくなるのか？　これを審査され、「病気が治るべき人物である」と認定されることが必要であると思うのだ。

では一体、誰に審査され、誰に認定されるのだろう。医者だろうか？　家族だろうか？　神様だろうか？　これはきっと、自分の心とつながっていて、我々に元々備わっている正邪や、善悪、美醜を判定する心の奥底にある根源的な部分なのだろうと思う。

病気の最中において問われることがある。今現在、病気に対して、どのような心で向き合っているのか？　病気の最中であっても、当たり前だと看過していることの中に与えられていることがたくさんあることに気付き、それに対する感謝ができているか？　病気の中であっても、幸福感を持つことができるかどうか？　万一病気が治らなくても、できる限り他の人や世の中のために尽くす覚悟があるか？　その病気を受け入れ、共存したときに、そこからどれだけのことを学ぶことができるか？　そのためには、病気を治そう、治したい、治してほしい、まだ治らない……などと病気に執着し過ぎないことが大切だ。なぜなら、病気のことを考えているとき、その主語はほとんど「自分」であり、自分中心に物事を考えてしまうからだ。そんなときは周りに何も与えず、むしろ周りから時間や気遣いなどを奪っていることの方が多くなるからだ。

病気であっても、自分にできることは必ずある。それは何なのか？　厳しいようではあるが、特に難病を克服するにはそのくらいの代償は必要だ。病気という言い訳を排するということが最大の代償になる。その過程で、治るものは治る。治らないものは、やはりそこに理由があるのだということだ。

人間存在の根本は、これまでも繰り返し伝えてきたように肉体ではなく、心である。人間はその心を磨き、向上させるために、永遠に修行を繰り返している存在であると考えたならば、病気そのものもまた他の苦難や困難と同じく心を磨くための砥石であり、心を育てるためのチャンスであると考えることもできる。病気があると、つまり肉体が健全でないと心の修行ができないということでは決してないのだ。

4章

幸せになる智慧を持つ

――「あの世」を信じる生き方

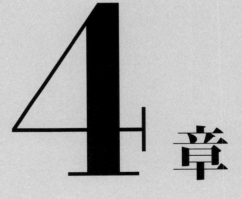

病気は必ずしも不幸ではない

誰でも、「健康でいるときと病気のとき、どちらが幸せか?」と問われればもちろん「健康なとき」と答えるであろう。しかし、よく考えてみると、そう答えるのも病気というものがこの世に存在するが故だ。もし、健康であることが当たり前で、病気そのものが存在しないとしたらどうであろうか。健康であることへの感謝の気持ちや、健康を取り戻したときの喜びは起こらないはずだ。「病気」が存在するからこそ、健康でいられることに幸せを感じ、病気にならないように気を付けようという気持ちや行動が生まれるのだ。こう考えると、病気にも意味があり、単純に不幸な出来事や何かの「罰」などと忌み嫌うようなものでは決してないと思わずにはいられない。

病気の持つ意味、それは〝気付き〟や〝心の成長〟をもたらすチャンスではないだろうか。例えば、糖尿病なら「足ることを知るべし」という心や体へのメッセージと捉えることができる。健康診断はそのことに早く気付くきっかけであり、自分の生活習慣を振り返り問題点を改めることによって、病気の進行を止め、さらには改善させることも可能となる。病気の種類によっては、マイナス思考、取り越し苦労、嫉妬、劣等感、自己卑下、怒り、完璧主義など、「病気を生み出している心の傾向性に気付きなさい」というメッセージになっていることもある。

前述したように、この世に存在するものはすべて、「原因と結果の法則」で成り立っている。この法則において病気は結果であり、そうなる理由（原因）が必ずある。原因が細菌やウイルスなどの病原体、体質、遺伝的要因などの物質的なことである場合でも、病気はその人自身、時には周囲の人に何らかの〝気付き〟をもたらす可能性を持っている。例えば、病気になることで今まで当たり前と思い込んでいたことに対する感謝が芽生えることなどもそうである。〝気付き〟は〝心の成長〟につながり、心が成長すると、自分自身だけではなく周囲の人も幸せにするポテンシャルを持つことになる。

がんや難病などの深刻な病気を経験した人が、「この病気になって良かった」と語ることがある。病名を告げられたときは絶望を感じても、病気と闘ったり、病気と共生したり、それまでの生活や考え方を転換する中で、大きな〝気付き〟と〝心の成長〟を得て、過去とは全く異なる「幸せ」を感じているという。そのような人はもう病気そのものに振り回されることはないであろう。病気で右往左往するときは、病気が〝人生の主役〟になっていたが、今や病気から主役の座を奪い取り、主体的に、自分らしく、自信を持って生きているからだ。このように人生を〝好転〟させることができたなら、この世に病気が存在することの意味が見えてくるのではないだろうか。

妻の病気から学んだこと

自分自身も家族の病気から〝気付き〟と〝心の成長〟を得たうちのひとりだ。病気になったのは妻で、病気が発症したのは娘を出産した直後のことだった。筋萎縮性側索硬化症（ＡＬＳ）という治療法のない進行性の神経難病と診断された。周りの人からは大変同情され、妻も僕も医者であるだけに、この病気がどのように進行するのかということを嫌というほど知っていたので、突然に訪れた悲運になすすべもなく、毎晩二人で泣いていた。それでも、悲嘆に暮れてばかりいても生きていけないので、当時は大学病院に勤務していたのだが、子育てと妻の介護のことを考え、開業医として生きていくことを決断した。その頃、大学で医学部の専任講師になったばかりだったので、開業はそのキャリアを捨てることを意味していた。医者であった妻はこれまでの僕の苦労も知っていたので、そのことをとても申し訳なさそうにしていた。

それでも医局の引き継ぎや開業の準備などで毎日多忙であり、仕事と子育て、妻の介護を両立させるための奮闘の日々が始まってからは、ふとしたとき以外は悲観している暇は無くなった。妻の介護に関しては、家に毎日、介護ヘルパーが交代でほぼ24時間いてくれるように調整を重ねた。妻との相性もあるため、ヘルパーや訪問看護師の人選はとても苦労した。家の中は、訪問看護、医師、薬剤師、ケアマネジャー、訪問入浴、リハビリ、見舞いの友人たちなど入れ代わり立ち代わり人の出入りがあり、玄関の鍵は常に開けっ放しという状態だった。家の中に常に家族以外の誰かがいるというのは、慣れないと心が休まらないものだった。それでも妻の病状は一日一日と悪化し、ALSという病気の特徴である全身の運動神経が障害され、動かせる体の部位がどんどん減少していき、発症して1年3カ月で呼吸筋も麻痺し、人工呼吸器を装着することになった。

いつも頭の中に巡っていたのは、なぜこのようなことが突然妻の身に、このような悲劇が我が家に起こったのだろうか？　これはもしかしたら、自分に対する、あるいは妻に対する何かの罰なのだろうか？

けれど、しばらくしてふと思ったことがあった。そうか、実はこれこそが初めから想定されていた自分の人生なのではないだろうか、と。自分が、妻が、娘が、今回の人生で経験しなければいけない必然の出来事であり、〝事前の〟シナリオ通りに物事が展開しているだけではないのかと。だとすれば、自分のちっぽけな頭脳であれやこれやと悲観的なことばかり考えるのは無駄だからやめよう。今、自分が立っているこの場所で、このシナリオは自分にどういった最善の結末を期待しているのかを考えることにした。そもそも、このシナリオは誰が書いたのか？　これはきっと、自分がこの世に生まれてくる前に、今回の人生で学ぶべきことを確実に学べるように、そして自分の使命をきっちりと果たせるように、事前に〝共演者〟の承諾を得て、自分でストーリーを書いてきたのだ。だから、ある意味、環境のせいでも他の人のせいでもなく、自己責任なのだ。だけど自分で自分をいじめるわけもない。だから、〝演じ方〟によっては必ず最後はハッピーエンドになる筋書きであるに違いないと考えた。

実際に妻が亡くなった今、それが正しい考え方であったと確信することができた。

大学病院でそのまま偉くなると、会議や研究に多くの時間を奪われて患者との距離が離れ、自分が本来目指していた医療からどんどん外れていくことは避けられなかっただろう。地位が上がることに伴う宿命ではあるが、「縁ある患者をハッピーにする」という僕の医師としての使命を考えると、それは果たして自分の目指す道と言えるのかという疑問が胸の奥に、以前からずっとあったことは事実だった。

開業すれば、大学病院よりもはるかに患者の日常に近い場所で、一人ひとりの心の声にじっくりと耳を傾けることができる。大学で管理職の立場で、医学研究の指導をし、論文を書き、学会発表を行い、若い医師を教育して育てることも大切な仕事で、間接的に患者のためになることではあるが、自分は以前から、もっと直接的に目の前に存在する人をハッピーにしたいという気持ちが強いタイプの人間だった。音楽の世界でいうと、録音スタジオで不特定多数の人に音楽を届けるスタジオ・ミュージシャンであるよりも、観客と一体となって喜びを共有するライブ・ミュージシャンになりたいタイプだった。研究者や教育者を兼任するのではなく、生粋の臨床医でありたい――自分の中にあったこの強い念《おも》いを、妻が病気になってくれたことで実現できたのだと僕は確信している。担当したたくさんの患者から慕われ、心の温かい臨床医であった妻だからこそ、自分に託された念いは人一倍強いものであったと思う。

また、妻の病気によって、娘の養育に対し、一人で責任を負うことになり、母やママ友たちにも助けられながら子育てに奮闘したことで、子育てをしているお母さんたちの気持ち、さらには自宅で身内を介護する人の苦労や、つらさ、哀しさといった心情が手に取るようにわかるようになった。多くの介護職の方との関わりの中で、介護の在り方、家族と介護者の関わり方についてもたくさん考える機会をもらった。患者の痛みや苦しみは、やはり同じ経験をした者でないとわからない。妻の病気の診断をした某大学病院のＡＬＳの権威である先生が妻に言った言葉が思い出される。

「僕はＡＬＳの患者さんをたくさん診ているけど、自分がＡＬＳになったわけじゃないから、患者さんの本当の苦しみはわかっていないかもしれない」。妻はその言葉を聴いて、医師でもある自分がALSになり、自分こそが医者と患者をつなぐ使命があると、人工呼吸器を着けて、文字盤を使って学会発表していた姿を思い出す。同じ痛みを体験した立場であればこそ、患者にかける言葉に説得力が生まれ、相手の心に響くのだと思う。

一方で、妻の人生シナリオは、妻自身が生前に書いて生まれてきたことになる。実際に彼女の人生を考えたとき、夫である自分に対して、医師としての使命感の自覚を与えるために自分が病気になるというシナリオを人生設計にあらかじめ書き込んでおいたとしか考えられないのだ。「娘」という、僕の人生の希望になる宝物を授かった直後に、妻からとても大きなバトンを受け取り、それをゴールに運び届ける使命を僕は改めて自覚している。

娘が物心ついた頃に、妻は既に人工呼吸器を装着しており、会話をすることも体をぴくりとも動かすこともできなくなっていたので、娘には母から話しかけられたり抱きしめられたりした記憶がない。けれど、それもシナリオ通りなのだろう。母との深い思い出があると悲しみも強く残ると思うのだが、娘にとっては「存在していたこと」が唯一記憶に残る母の姿なのだ。妻には、「自分にも母がいたという記憶は我が子に残してあげたい」という強い思いがあり、「娘が10歳になるまでは生きていたい」と、まだ話せる頃にそう願っていた。その言葉のまま、娘が10歳になる年に亡くなっている。自分が母として存在したという姿をしっかりと見せる一方で、深すぎる喪失感は残さないという妻のシナリオが全うされたのだと自分は考えている。妻自身はおそらく、今回の人生で何らかの彼女自身の「心の課題」を解決するために、病気になるべきシナリオを描いて生まれ、それに応えきって帰天していったと信じている。

僕は、妻の病気や死を今では不幸な出来事とは思っておらず、妻には怒られるかもしれないが、彼女が生きていたときよりも今の方がずっと愛している。彼女が自分の使命に文字通りに命をかけ、生ききってくれたことは自分にとってかけがえのない愛の証明であると感じているからだ。

病気になった当人である妻は果たしてどうだったのだろうか。もちろん、無念だったであろう。子どもが成長する姿を見届けたかったに違いないし、ずっと深く、強く、身近で愛してあげたかったであろうから。人生でやり残したこともたくさんあっただろうし、医師としてのキャリアもまだまだこれからだったから。

妻が亡くなってから、彼女の人生に対して、病気に対して、生き様に対して、僕は肯定的であり、感謝の気持ちを絶やしたことはなかったし、正直なところ、妻のことを一度たりとも恨んだことはない。自己犠牲の精神で、自分の病気や死と引き換えに、夫である自分に人生で大切なことに気付かせてくれるというシナリオを描いて生まれてきてくれた大恩人であるのだから。

クリニックに通院していたある男性の患者が、他の病院で末期のがんを宣告された。そのショックと恐怖心で、まだ元気であったのに、自分の希望でその病院の緩和ケア病棟に逃げ込むように入院した。病床でずっと悲嘆に暮れている彼を何とかしてほしいと、ご家族の要請を受けて彼が逃げ込んだ病院に赴いたことがある。死におびえる彼は痩せこけて、眼が虚ろでまるで生気を感じなかった。ベッドサイドで彼に、亡くなった妻の話をした。

彼の娘さんが、勤務している会社内のハラスメントで悩んでおり、現役時代に同職種だった父親に相談したかったのだが、父親がそんな状態なので相談することを諦めていたという状況も僕は知っていた。

妻の場合は、自分の病気がどうなるかを医師として知っていたので、体が不自由になる前に、娘が待機児童にならぬよう保育園に車椅子で何度も出かけて保育士たちに状況を伝え、さらに区役所にも事前に働きかけていた。おかげで娘はスムーズに保育園に入園できた。そして、不自由な手でパソコンのキーボードを叩き、何度も担当教授とやり取りして、これまでやってきた研究成果をまとめて学位論文を仕上げ、病床で医学博士号を取得した。

また、手も動かなくなってからは、発表原稿を視線入力用のパソコンを用いて作成し、介護やリハビリテーション関連の学会で、人工呼吸器を装着した状態で、文字盤を使って発表したり、最後まで自分のやるべきこと、やれることを行っていた。そんな妻の様子を話した途端に、これまで生気を感じなかった男性の眼が突然輝きだして、「先生、俺、うちに帰るわ。やるべきことがわかったよ」と言って、翌日自宅に戻ったのだ。そして、家族と本当に貴重な時間を共に過ごし、それからしばらくして自宅で帰天された。亡くなった妻が、彼女のエピソードが、大きな仕事をした。そのことに僕は心から感謝していた。自分の大切な患者の心を、懸命に生き抜いた妻のエピソードが救ってくれたのだから。

不思議なこともあるものだ。それからしばらくしてクリニックで、生前全く妻と関わりのないある女性患者が、「先生、土曜日の診療終了後にお伝えしたいことがあるので伺ってもいいですか」と尋ねてきた。彼女は土曜日の午後に予定通りやってきて、「実はしばらく前から、私の夢枕に立つ人がいて、それがどうやら先生の奥さまであるらしいのです」と言う。正直、僕は警戒した。ちょっと〝不思議な人〟なのではないかと。けれど、その方は数年前から家族ぐるみでクリニックに通院されている方で、いわゆる〝不思議な人〟ではなく、誠実で真面目な方であり、2人のお子さまを立派に育てられた素晴らしい女性なのだ。よほどのしっかりした確証がないと、そのようなことを軽々しく言ってくる人ではないことはわかっていた。

「その方が、私にメッセージを託したので、それを書き取ってお持ちしたのです」と、渡された丁寧に包装された紙包みの中に、「感謝」という文字が書かれたメモ書きが入っていた。

妻からの「感謝」のメッセージであるなら、「自分の代わりに、娘を立派に育ててくれてありがとう」という気持ちもあるだろう。けれども、僕が感じたのは、「自分の人生を理解し、評価し、感謝してくれてありがとう。感謝しているのはむしろ私の方だよ！」という妻のメッセージだった。そういった〝霊的〟な感性を持ち合わせていない僕自身に代わって、伝わりやすい人を選んでメッセージを送ってくれたのだと僕は理解した。不思議な体験であったが、何か爽やかなものが心の中を駆け抜けていった。

妻のエピソードで僕が伝えたいことは「病気は必ずしも不幸ではない」ということだ。病人と深く関わる人たちが、置かれている状況が発しているメッセージを澄んだ心で受け止め、人生における意味をポジティブに解釈し、そこからよりよく生きるための智慧《ちえ》を生み出そうとすることが大切なのだと思う。そして、亡くなった人にも念《おも》いは届くのだということを僕は知った。

病は美しく生きるための〝砥石〟

病気そのものを、肉体的な観点のみで眺めた場合、その延長線上に存在するワードは何であろうか？　それはきっと、苦痛、不安、恐怖、悲しみ、不自由、諦め、忍耐、寿命や死などではないだろうか。そこに結び付くとき、心は決して明るい方向に向かうことはない。それを打ち返すために、慰め、励まし、同情、いたわり、支え、癒しを与える存在が必要になる。現代医療はこの路線でやっている。一方で、病気を「心の成長」という切り口から捉えたときに、全く違ったワードが浮かび上がる。反省、気付き、軌道修正、感謝、お詫び、愛情、使命感、ねぎらいなどだろうか。これらは他者の介入がなくても自己完結できる可能性があり、向かう方向は希望である。

人生の意味が心を成長させるためだとしても、この世で生きていくためには肉体は必須である。肉体がないとこの世での修行はできない。ところが、この肉体というものが人間にとって最大の執着心を生み出すネタになる。肉体に起因する悩みや苦しみは数えきれないほど多い。病気というものだけではなく、健康であったとしても、容姿であったり、体型であったり、運動能力であったり、髪型であったり……、肉体に起因する悩みは尽きない。だからこそ、そこに最高の心の修行のネタがあるのではないか。最大の執着を生み出すネタは、最高の心の修行ネタになるはずだ。今回の人生で、自分に与えられた肉体やその条件を受け入れ、その肉体という乗り舟の漕ぎ手である船頭、つまり自分の心こそが、その乗り舟を用いて、どこまで漕ぎ進めることができるか、最高の旅ができるかだ。

いったん人生の大海へと漕ぎ出したのなら、もはや乗った船に文句を言っても仕方ないのである。そう、リングに上がったらもはや闘うしかないのだ。リングに上がってから、「相手、強そう」とか「今日、俺、コンディション悪いんだよな」とか「満足いく練習できてないからなあ」とか言っても始まらない。いったんこの世に生を受けたなら、自分が授かった体に不平不満を言っても仕方がない。他の船と比べても始まらない。人生は、それぞれの固有の修行課題に応じて計画された個人旅行なのだから。途中で故障したり、破損したり、手入れが悪くて進まなかったりすることも含めて修行なのだから。

では、乗り舟の故障、つまり肉体の不調や病気というのは、一体何のための修行になるのだろうか？　これは、どの人の人生計画の中においても、共通して組み込まれている課題のようにも感じる。というのも、人間にとって「生・老・病・死」というのは避けることができない万人に共通の事象で、特に晩年においては大抵の人が大なり小なりの病気を人生計画の中に入れてくるからだ。これが真理であるならば、そして死が避けられないものであるならば、晩年における病気や体の衰えは、ひょっとして肉体的なこと、すなわち

「生」にしがみつくことへの執着を絶つために与えられた意味のあることなのかも知れない。少しずつ衰えることや病気になることで、死を受け入れる心は徐々に芽生えてくるだろうから。

一方、病気そのものを修行課題のメインに入れて生まれてきた人生もあるのではないかと思う。例えば、人生に大きな影響を与えるような難治性の病気や重度の疾患、あるいは先天性の病気などがそうであるのかも知れない。これは、病気になった当人にとっての修行課題であると同時に、家族など巻き込まれる人たちに対しての修行課題でもある。前述したように、これは僕自身が実際に体験して実感したところでもある。

30歳半ばで、ALSという難治性の病気による肉体修行を課題として生まれてきた妻と共に、自分は介護者として、幼い娘の養育者としてとても大きな修行課題をもらった。それを約10年間かけて学んだおかげで、人生における本当の幸せというものの意味が少しわかった気がした。

人間がこの地球環境において、何度も何度も生まれ変わって心の修行を行っているのではないかと仮定したときに、1回の人生で学べることなどたかが知れているであろう。出会える人や経験できることも有限である。だから、もしも完成したら美しい球状である心の、まだまだたくさんある歪んだ部分、凹んだ部分を補填するために、毎回オリジナルの修行課題を抱えて生きているのではないかとも思うのだ。時には何も気付かずに、ぼーっとしたまま人生を終えてしまうこともあるかもしれない。その場合はひょっとして、いつも同じような課題にばかり、繰り返し取り組んでいるということもあるかもしれない。

その修行課題の一つが病気ではないかと思うのだ。だから、自分としてもある凹んだ部分を埋めるために、敢えて病気やハンディキャップがあることを人生の課題として選択することもあるのではないか。あるいはそういった人を支える立場としての修行を求める場合もあるのではないかと。経験しなければ決して学べないし、そういった学びを通さなければ、人の本当の気持ちはわからない。そして、そこから本物の学びを得たときにその修行課題については満了し、その部分の心の凹みは無くなるというのが僕のイメージだ。

病気を通じて人生を知り、生きていることの意味を知り、人の温もりを感じてより一層人に優しくなれたなら、病気をしたことで世界はより美しく見えるようになるはずだ。

世の中には病気であっても幸せな人がいる一方で、体は健康なのに不幸な人もまた存在している。普通、病気になると不幸感覚が強くなり、そのことで頭がいっぱいになってしまい、周りのことなど何も考えられなくなってしまう。そのようなとき、会話の主語はほとんど「自分」。つまり自己中心的になっている。誰かのために何かをしよう、自分から何かを与えようなどと思う心の余裕はなく、むしろ周りの人に対して自分の不幸をアピールするかのように必要以上に時間を使わせたり、心配する気持ちを煽ったりして与えるより奪うことの方が多いのだ。

苦痛や不快が除去された後、病気の最中であっても幸せかどうかを決めているのは、病気にどのような心で向き合っているかの一点でしかない。病気になったことで、自分には既にたくさんのものが与えられていたということに気付くことができ、病気になったおかげで自分がどれほど大事に思われているかがわかった、こんなに心配してくれる人がいてうれしかった、人の優しさを改めて感じることができたなど、ポジティブな気持ちが湧き、感謝につながると病気でも幸せだ。幸福感が体にも良い影響を与えることは言うまでもない。万が一病気が治らなくても、自分にできることを精一杯やって、誰かのため、世の中のために尽くそうという覚悟がある人の心は幸福に満ちている。

人間の存在の根本は肉体ではなく「心」。それが実感できると、人生は人間の心を磨き、高める修行の場であり、病は心を美しく研ぎ澄ますための〝砥石〟のようなものだということが腑に落ちるはずだ。

人生の途上と晩年において

わが国は世界でも代表的な長寿国だし、高齢化比率で見れば世界一だ。うちのクリニックにも多くの高齢患者が通院されている。そこで僕が日頃感じていることがある。それは、どうやら80歳を超えると多くの人が「人生というトラックの最終コーナーを曲がった」という感覚を持つ傾向にあるということだ。僕の母も80歳の誕生日に「もういつお迎えが来ても仕方がないね」と漏らし、いつもポジティブな母らしくない弱気な言葉が意外で、少し寂しい気持ちになったことがあった。

多くの人は、人間は死ねばすべて終わりだと考えている。そのような考えは、若い頃は「一度きりの人生を完全燃焼して生きるぞ！」と情熱につながるかも知れないが、晩年になると哀愁が漂い、陰鬱《いんうつ》なものになるのだろう。確かに、80歳の人の平均余命は、統計からいえば残り数年である。この世との別れがいよいよ迫ってきた感じがしても不思議ではない。

彼らの様子を見て、人間は10年先が見通せないと、不安と恐れと絶望がない交ぜになって憂鬱になるのではないかと思うのだ。それを僕は「80歳の陰鬱」と呼んでいる。80歳過ぎの患者たちに直接、そのことを聞いてみる。すると、大半の人がしばらく考えた後、「先生の言う通りかもしれない」と言うのだ。

死という経験したことのないものが近づき、不安な気持ちになることは理解できる。しかし、これまで80年生きてきて、残り10年ないかもしれないと意識した途端、急にやる気がなくなったり、眠れなくなったり、食欲が落ちたりと、抑うつのような症状が出てしまうのはやはり、〝死ねば終わり〟と考えているからではないだろうか。それも「死生観」の一つではあるが、せっかく長く生きてきて、最後の最後で盛り下がってなるものかと僕は思うのだ。

晩年といわれる年齢になっても未来に希望が持てる方法は、どう考えても一つしかない。つまり、生に執着し過ぎず、死を必要以上に恐れず、「あの世」を信じて、〝心のさび落とし〟をしながら、「自由な世界への旅立ち」を心待ちにすること。自由な世界へ旅立つのは肉体から解放された心、あるいは魂と言い換えてもよい。

死を恐れてビクビクしながら過ごすよりは、唯一「あの世」へ持っていくことのできる心に意識を向けて、明るく過ごすことを医者として勧めたい。80歳から先を「残された時間」ではなく「与えられた時間」と捉え、それが有限であるからこそ大切にする――。人間はどんな状況、どんな年齢でも、暗闇ではなく〝光〟の当たる場所を求めて歩くことができる。〝光〟とは愛であり、情熱であり、希望だ。年齢を重ねた今だからできること、周りの人や世の中に役立てることは必ずある。心を込めた言葉や行動は、受け取った側の中で生き続け、引き継がれていくだろう。言葉や行動にできなくても、心の中で他の人の幸福や成功を願い、祈ることでも自分を幸福にすることができる。そんなふうに未来への希望を抱いて努力しているとき、恐怖の入る隙はどこにもない。

健康寿命をできるだけ延ばすために、あるいはピンピンコロリを実現するために、食事や運動など、ライフスタイルに気を付けて努力することは大切であるし、最新のアンチエイジング医学の知見を取り入れることも全く否定しないが、万人が最終的には死と向き合わざるを得ないということは避けられない真理である。そのときに積極的で明るい「死生観」を持っているかどうかが、「80歳の陰鬱」に陥ることなく、心穏やかに過ごせる秘訣なのだ。

「あの世」は間違いなくある

コロナ・パンデミック以前は、地域の老人会や自治会から講演を依頼されることがあった。いくつかのテーマで話すのだが、僕は「人生の先輩たちに伝えたいこと」というテーマで「あの世」の話をしたことが何度かあった。話の前後にアンケート用紙を配り、「霊の存在を信じますか」「あの世の存在を信じますか」などの質問をするのだが、講演の前は40～50人中7、8人が「あの世も霊も信じない」と回答していた。しかし、話の後は

100%の人が「あの世を信じる」と答える。感想の記述欄に、「あの世や霊の存在を信じた方が豊かに明るく生きられることがわかったので、自分もそのように考えます」と書いてくれる人もいた。

僕が老人会で初めて「あの世」や「霊」について話したのは、2014年4月4日のことだった。「四（シ）の日なので、こういう話をするのにちょうどいいですね」という冗談から始めたことを覚えている。その約2週間後、地元でお通夜があったのだが、講演に参加した人たちが、「先生が言っていたように、今頃○○さんは羽を広げてあの世に向かっているんだろうね」と話したりして、とてもなごやかな雰囲気だったそうだ。それを聞き、話して良かったなと思った。「高齢者に死を語る」ことは〝タブー〟と捉えられることもあるが、僕の意図はしっかりと伝わったようでうれしかった。

「あの世」の存在は科学的に証明することはできない。理屈を言えば、「あの世」を信じていた人が死んで、このあと続きがあると思っていたのに何もなかったとしても、何もないのだから誰も何も損はない。しかし、「あの世なんてない」「死んだら終わりだから楽になれる」と思っていたのに、死んでみたら「あの世」があった場合はどうだろうか。心底びっくりするのではないだろうか。「聞いてないよ〜。何が起きたんだ」とパニックになるか、あるいは不慮の死などでは自分が死んだことがいつまでも理解できず、生前の自分の家や職場、病院など、よく知っている愛着のある場所にずっと留まってしまうのが地縛霊といわれるものなのではないのだろうか。講演ではこのような話も交え、「あの世」の存在を信じている方が穏やかに死と向き合える、だから信じた方が得（有利）ですよと伝える。

病院に長年勤務していると不思議な体験もする。ある病院で、日中に僕が治療した心筋梗塞の女性患者が、真夜中に「怖くて眠れない」とナースコールで訴えてきた。その日たまたま当直だったので、看護師に呼ばれ、その患者の個室に入ったところ、彼女はベッドの上で正座し、真っ青な顔でブルブル震えていた。「どうしたの?」と聞くと、「先生、この病室、出るのよ。3人も」とおびえた口調で言うのだ。当時の僕は、霊についてあまり深く考えておらず、「またまた！ 何か見えるわけ?」と、興味本位で話を促したら、3人の男性の特徴を細かく語ってくれたのだ。年はいくつくらいで、髪型や顔の特徴、体型、服装はこんな感じ……と。その直後、彼女は突然ぎょっとした様子で、「今、先生の後ろにいる……」。そのリアルな恐怖の表情を見て、僕の背中もゾクゾクッとしたので、「あ、これは、いるな！」と感じ、彼女には申し訳ないのだが、怖くなってそのまま病室を出てしまった。

翌朝、彼女の生存を確認してから、病棟看護師長に昨夜聞いた3人の特徴を伝えると、師長は驚いて、「みんなあの病室で亡くなった患者です」と教えてくれた。2人は退院間近で心血管疾患により急死した患者、1人は難病で亡くなった患者だった。

日本では遺体を火葬する。病院で亡くなった3人の患者ももちろんそうだ。では何が残っているのかと考えると、やはり〝霊〟と呼ばれるものなのだろう。別の言い方をすれば「心」と言ってもよいかも知れない。どうやら死んだ後も、「心」は残るようなのだ。この体験を一つのきっかけに、僕は、人は死んでもその先があると確信するようになった。

このような話は、個人的な話として医者同士でもたまにするが、医学の世界では公には決して通用しない。なぜなら科学的根拠がないからだ。もし学会や研究会の場で話せば軽蔑され、ある種の有名人になってしまうだろう。それを自分が80歳を過ぎた高齢の人たちに積極的に話しているのは、死んでも続きがあることを知って元気になってほしいからだ。そうすれば無為な時間を費やすことなく最期の瞬間まで、「あの世」に持って帰る「心を磨く」という仕事が生まれるのだから。感謝すべき人に感謝し、詫びるべき人に詫び、いま周りにいる人に、言葉でも、行動でも、思いでもよいから、伝えることが必ずあるはずだから。

「生」や「死」についての考え方は千差万別だが、僕は「あの世」は間違いなくあると信じているし、信じた方が幸せだと断言できる。医学の世界のみならず、技術や理論が高度に発達した社会や、巨大な組織であるほど、目に見えない世界の話は隅に追いやられる傾向があるが、そこに巻き込まれ過ぎずに、「心」や「魂」、「霊」といったものの存在を感じながら生きた方が、より人間的でいられると思うのだ。そして、やはり生きているときに行ってきたこと、考えてきたことの内容によって、さまざまに〝逝き先〟があるのだろうと想像する。常識的に考えても、たくさんの人を幸福にしてきた人と、多くの人に苦痛を与えてきた人が、死後、同じところに逝くとは考えにくいからだ。

5章

「医療革命」を起こしたい

——心にフォーカスした医療を目指して

集中治療室での奇跡

人と人が純粋に「心」でつながると病気は好転することがある。そのことに気付かせてくれたのは、20代後半の男性患者とその母親だった。僕が大学病院に勤務していたときのことだった。

その男性は先天的に心臓の奇形があり、少年期からずっと心不全や呼吸不全、喀血《かっけつ》などの症状で入退院を繰り返していた。あるとき大量に喀血し、呼吸不全が急激に悪化して緊急入院になった。過去にも喀血は何度もあったのだが、このときは状態が非常に悪く、いよいよ危ないかもしれない――と、担当医である僕も集中治療室のスタッフたちも緊張が高まっていた。

患者は意識のない状態で人工呼吸器を装着していた。低空飛行が続く中、付き添っている彼の母親が、生まれてからこれまでの彼との関わりについて、問わず語りに僕に話してきた。最初に出てきたのは息子への恨み言だった。この子が生まれてこなかったら自分の人生はどれだけ良かっただろう、この子がいたために夫婦関係が悪くなったこともあったし、我慢しなければいけないことがたくさんあった、この子には足を引っ張られ続けてきた……など、延々と話すのだ。もっとも、それだけ苦労してきたのは間違いない。けれども、「今回はかなり厳しく覚悟しなければならない」と告げたときも、どちらかというと「やっと肩の荷が降りる」という印象の受け止め方だった。

主治医として、何とか状態を改善させようと手を尽くしていたが効果は芳しくなかった。もしこのまま彼が亡くなると、母親は、「息子は生まれてこなかった方が良かった」と思ったまま終わってしまうだろう。それではこの親子にとってあまりにも悲し過ぎるではないか。「お母さんと息子さんは、きっと誰よりも縁が深いのでしょうね」と投げかけてみた。「息子さんのおかげで、良かったことも何かあるのではないですか」とも。そうしているうちに母親の言うことが次第に変わってきて、「息子がいてくれたから自分は……」と、楽しかった思い出話も少しずつ出てくるようになったのだ。回路がいったん開くと、「そういえばこんなことがあった、あんなこともあった」と、幸せな場面が次々と思い出されてきたようで、一転して彼の存在を肯定する発言に切り替わった。

そしてついには泣きながら、「本当はこの子がいてくれたことに感謝している。生まれてきてくれてうれしかった。これでお別れなんて悲しい……」と言った瞬間、ベッドサイドのモニター機器に表示されていた、これまでずっと低空飛行を続けていたカテーテルから測定されていた血圧や脈拍などのデジタル表示の数値がいきなり跳ね上がったのだ。同時に、血液中の酸素濃度を表す数値も大きく改善した。目の前でいきなり起こったこの変化に、僕も母親も声を失うくらい驚いた。

通常、人工呼吸器を装着しているときは、自発呼吸を抑えるために鎮静剤で意識レベルを低い状態に保っている。彼の場合は搬送されたときから低酸素状態であり、意識レベルが元々低い状態だったのだが、僕自身は、彼はこの会話を「心」で聴いていると信じ、それを意識して彼の「心」に向けて話しかけていた。

それでも、あまりの劇的な変化に最初は機械の不調を疑ったが、そうではなかったのだ。彼の病状はそれをきっかけにどんどん好転し、まもなく人工呼吸器も外れ、動けるようになって、リハビリに励み、最終的には自分の足で歩いて退院したのだ。

なぜ急激に状況が好転し、ここまでの回復につながったのか。大学病院ではチーム医療を行っていて、この患者に関わった医師は主治医である僕以外にも、自分が指導していた研修医、あるいは病棟の他の患者の主治医たち、病棟チーフや病棟医長などがそうであるが、〝医学的〟に〝科学的〟にその病態が急激に変化した理由を答えることができた医師は誰ひとりいなかった。病棟医長は「奇跡だな……」と、ぽつりと言っていた。

現場にいた人間として、理由として考えられるのは「母親の気持ちの変化と、息子を思う愛の言葉」しかない。それ以外は何も変わらなかったから。僕が主治医として行った治療は、人工呼吸器や栄養剤、昇圧剤などの補液で生命を何とか維持することくらいで、彼の状態ではできることは限られていた。母親の念《おも》いを息子は「心」で聴き、自分は生きるに値する存在だと信じるに至ったのだと僕は思う。退院するとき彼は、「実はずっと、お母さんや家族に迷惑をかけていると自責の念を抱いていた」と打ち明けてくれた。

母親は、僕と話す中で、息子が先天的な病気を持って生まれてきた意味——それは自分の人生に与えられた大きな〝ギフト〟であることに気付いた。「息子が病気だったから、同じように苦しんでいる人たちにも優しい眼差しを向けることができた」と、穏やかに語っていた。

病気から気付きを得て、病気そのものや人生が好転した例は、この母子の他にも大学病院で何例も経験した。生死に関わる厳しい病状の患者が集まってくる大学病院で、病気の意味、心の持ちようや考え方が変わると体の状態も大きく変わるということを経験することができたのはとても貴重な体験だった。

病気の本質とは何か?

病気になれば病院へ行き、必要があれば入院して治療を受ける。医学的な根拠に基づいて治療すれば、一般に検査値などは改善し、「病気は治りましたよ」と言われて退院していくわけだが、果たして人はそれで本当に安心と幸福を感じているのであろうか。病気になった真の原因に気付かず、病気に対する恐怖心を抱いたまま、またいつ再発するかわからないと思って家に帰っても不安は拭い去れないはずだ。病院で、退院する患者の背中を見てそのように考えるようになった。

人々を本当の意味で笑顔にするためには、医療はもう一歩先に進まなければならない。

そのためには病気の本質とは何かを見つめ直すことが必須だ。それは言い換えれば、人間の本質とは何かを問うことでもある。

目に見える肉体的な現象や検査データ、臨床のエビデンスのみを重視し、結局最後は自己保身のための診療を行っている医者は愚かである。治療件数や成績の高さを競い合って天狗になっている医者も同じだ。医者の本当の使命は、肉体の治療を通じて、患者の心を救うことである。心と体を同時に癒し、病気になった真の意味と治らねばならない理由を患者と共に探し、人生が病気を機に好転するための〝気付き〟を与えるところまでいって初めて、成熟した医療を提供したということが言えるのだ。

「心」を中心に据えた成熟した医療。それが当たり前に行われる世界にするのが僕の目指す「医療革命」の本丸だ。

「生・老・病・死」のすべてに携わるという特別な役割を与えられているからこそ、医者は「ただの医者」であってはいけない。人間の人生の最初から最後までに関わるのだから、体だけは治すけれど、「心」や「考え方」、「魂」については知らないということでは、医者の使命を果たしているとは決して言えない。

しかし、実際には「そこまでやるのは医者の仕事ではない」と考えている医者がほとんどであろう。おそらく医者自身が人間の本質を知らず、人生の意味に気付いておらず、仕事の一つとしてしか医療のことを考えていないのであろう。もしくは、そこまでの情熱がないか、あるいは人を幸福にするための手段や方法を知らないのだろう。そもそも医学部のカリキュラムには、「心」が体にどんな影響を及ぼすかをじっくりと学ぶ科目はなく、医師になってからも、体を治すことさえやっていれば、自他共に医者としての役割を立派に果しているとみなされる。

メンタルケアの文化が発達している欧米にも、病気になる人はもちろんたくさん存在する。しかし、今この病気になったことにどんな意味があるのか、自分らしく生きるためにどんな治療を選択するのか、病気の身であっても、周りの人に対してできることは何かといったことを主体的に考える人が多いように思う。彼らには宗教的な背景があり、人間の尊厳や心の価値を重んじ、スピリチュアルなものに対する受け入れがとても自然であることに文化的な成熟を感じる。この点は、我々日本人も先入観や同調圧力の影響を排して見習うべきではないだろうか。

科学の奥にある神秘

20世紀最高の物理学者アインシュタインと発明王エジソン。ふたりとも高度な科学的知識を持ち、文明の発展に大きな役割を果たした人物であることを否定する人はいないであろう。そんな彼らが残した言葉の中には、科学の奥にある神秘的なものを理解していたに違いないと思わせるものが数多く存在する。いくつか挙げてみよう。

■アインシュタインの言葉――

「物事の背後には深く隠された何かが存在しなければならない」

「権威を思慮なく信じることは、真実にとって最悪の敵である」

「優れた科学者を生み出すのは知性だと人は言う。彼らは間違っている。それは人格である」

「すべての宗教、芸術、科学は同じ一つの木の枝である」

「宗教なき科学は不完全であり、科学なき宗教は盲目である」

「人生には、二つの道しかない。一つは、奇跡など全く存在しないかのように生きることと。もう一つは、すべてが奇跡であるかのように生きることだ」

「誰かのために生きてこそ、人には価値がある」

「人の価値とは、その人が得たものではなく、その人が与えたもので測られる」

「困難の中に、機会がある」

「シンプルで控えめな生き方が、誰にとっても、体にも、心にも、最善であると信じている」

■エジソンの言葉――

「困るということは、次の新しい世界を発見する扉である」

「大学とは、学習の場である。ビジネスも、学習の場である。人生そのものが、学習の場なのだ」

「人から批判されることを恐れてはならない。それは成長の肥やしとなる」

「ひたすらに自分の思いつきを述べるだけで、何も成し遂げない者よりも、ただ一つの理想を掲げ、そこへたどり着く者を私は尊敬している」

「機械は生活を便利にした。将来はもっと便利になるだろう。しかし、用心しなくては人間が機械に使われるようになってしまう」

「世界はあらゆる人間に対して何も負うことはないが、一人ひとりの人間はこの世界のために何かを背負っているのだ」

「大事なことは、君の頭の中に巣くっている常識という理性をきれいさっぱり捨てることだ。もっともらしい考えの中に新しい問題の解決の糸口はない」

「自然界の秘密を解き明かすのに、人間の理性に頼っていては駄目だ」

「発明とは、それが人類にとって本当に必要なものなのかを判断する能力である」

「われわれは何事についても1パーセントの100万分の1も知らない」


どれも人間の本質を捉えた真理を感じる言葉だ。科学に関することでは、科学が人間の発展にどのような役割を果たすべきかを大きな視点で捉えている。また、どんな偉大な発見も、自分が発見する前から、既にそれは存在しており、自分は単に見つけただけ、と謙虚に受け止めているところが素晴らしいと思う。

日本を代表する生命科学研究者で筑波大学名誉教授であった故村上和雄先生は、遺伝子を研究する中で、その構造や働きが偶然に生まれることはあり得ないと考え、「人智を超えた偉大なる存在」を提唱して、〝サムシング・グレート〟と名付けた。優れた科学者ほど、自分たちは〝サムシング・グレート〟に奉仕し、世の中や人々の幸福に貢献することが使命だと理解していたのである。

宇宙飛行士の古川聡さんが、国際宇宙ステーションから地球を見て、「地球が存在することが奇跡のように感じられた」というのも同じ感覚だと思う（『宇宙から帰ってきた日本人』稲泉連／文藝春秋）。「もしかしたら、地球は何者かの意思によって作られたものだとしても、決しておかしくはない」という言葉には強く共感する。宇宙そのものだってそうだ。

宇宙飛行士は直接自分の目で地球という星を見ることができる。そのときに彼らが何を思うのかに興味があり、宇宙飛行士が書いた本をいくつか読んでみたが、中でも古川さんの言葉が最も心に響いた。古川さんは元々消化器外科医だが、おそらく医師として働いていたときには感じなかったことを感じたと思うのだ。「地球の存在感の大きさに心から感動した」「地球を縁取っている青い光を反射する大気層に『守られているんだな』と感じた」「地球そのものが一つのシステムであって、我々もその一部なのだと実感した」——。

古川さんのこれらの言葉を読んで、僕は地球にも「心」があるのではないかという考えに至った。地球自身が美しさを保つための自浄作用を持っていて、地球の「心」に反するようなこと——それはすべて人間によってなされる——があったとき、天変地異という形で地球が怒りを表すのではないかと。

現在、地球温暖化をどう抑えるかが大きな課題になっているが、地球の長い歴史を振り返ってみると、氷河期を含む周期的な気候変動を自然に繰り返しながら惑星として成熟してきている。そんな地球が望むことは何かというと、人類の「心」が美しくあることではないだろうか。今、温暖化対策、環境保全が叫ばれているが、環境という物理的なものよりも、人類がどのような〝心持ち〟を後世に伝えていくかということの方がはるかに重要だと僕は思う。人類も地球というシステムの一部であり、我々の「心」の持ちようが地球の未来に影響を及ぼしてしまうと考えたなら、私利私欲で覇権闘争をしている場合では決してないはずだ。

AI時代の医療を予見する

ＡＩやロボットの進化するスピードは凄まじく、近頃は生成ＡＩが大きな話題となっている。医療の世界でもＡＩやロボットの活用は進み、ＡＩはＣＴなどで撮影したデータをもとにした３Ｄ画像の作成、画像診断のサポートなどに使われ、外科系の診療科ではロボット支援下手術がさかんに行われている。いずれはＡＩドクターの前で患者が自分の症状を説明し、検査科から検査データが入力され、ＡＩが適切な診断名を導き出して最適な治療薬を処方することになるであろう。ＡＩが「あなたの診断名は○○で、この薬を指示通りに飲むと△％の確率で症状が改善します。副作用が出る確率は□％です」などと説明も行う。過去の病歴や年齢、理解力などに応じて説明の仕方を判断するようにもなっていくであろう。体の治療に関して医者が不要になる未来が到来するのはそれほど先のことではないだろう。

そんな時代に医者は何をするのか？　それはもちろん、「ＡＩにできないこと」であろう。体の治療を行っても治らない患者の「病気になる理由」と「病気が治る理由」を探す――という今僕がチャレンジしている診療が、最後まで求められる医者の仕事になると思っている。ＡＩがどれほど発展しようとも、患者の「心」を探究し、人生を共に考える医師は必要とされるに違いない。

未来の医療のあるべき姿とは

肉体中心の治療を行っている限り、「あなたの病気は治ります」と自信を持って言うことはなかなかできないだろう。それが言えるようになり、患者に絶望ではなく希望を与えるためには、人間の本質は「心」であり、「心」にフォーカスした医療こそが大切だと意識改革する必要がある。現代医学を否定せよというわけでは決してなく、心と体の両面からアプローチする全人的医療へのパラダイムシフトが求められているということだ。これまでの医学の常識に縛られていたのでは、治る病気も治らないということを社会全体に啓発していく必要があると考えている。

我々人間は、基本的に病気になるために生まれてきたわけではない。それなのに病気になったということは、必ず何か意味があるはずだ。病気をすることが人生のシナリオに入っていることもあるが、その場合は静かに受け止めてほしいと思う。病気から大切なことを学ぶために、それを使命として、今回の人生があるのかもしれないからだ。

病気は人生に大きな気付きをもたらし、心を磨くための砥石となる。気付きをきっかけに自分中心の世界観から抜けた途端に病気が治ってしまうことは実際にある。もし治らなくとも、幸福へ至る道は必ず用意されているものだ。病気の意味を得心し、共生するという人生を受け入れたとき、人生における病気の比重は軽くなる。気が付けば病気はハンディキャップではなく強みに変わっていることもあるし、その過程で病気が消えていくことさえある。病気を通じて世界を美しく変えることだって、きっとできるはずだと僕は信じている。

おわりに

人間は誰しもいずれは死ぬ存在である。現代の医学では、人間の寿命を少しくらい延ばすことはできても、死から救うことはできない。どんなに医学が進歩したとしても現代の医者ができるのはせいぜい、その人にとって大事な局面で死なないように死期を遅らせることくらいである。

人間は肉体的な衰えも含め、いずれは何らかの病に罹り死を迎える。その意味では、医学は最終的に病気に打ち勝つことができない。人間が抱き続ける〝生〟や〝健康〟に対する執着心にぶら下がり、不老不死の幻想を抱かせながらも最後は必ず見放す。希望を失わせるようなコメントではあるが、残念ながら事実である。

医学の進歩は、人間という生物の仕組み、病気や老化のメカニズムの一部を解き明かしてきた結果、人間の肉体寿命をじりじりと延ばしてきたことは紛れもない事実である。けれど一方で、誰一人として例外なく、肉体の老化は進み、いずれは致命的な病気を発症して次第に衰弱し、死に至る流れを変えることはできない。

このように、肉体をベースにして人間の一生を観ていくとき、医学が果たす役割は重要ではあるが、死に打ち勝つことができない以上、極めて限定的であることがわかる。ところが、別の視点を持てば、医学の果たす役割は無限へと転化するのだ。それは、人間の存在を有限な肉体ではなく、無限に進化しながら、永遠に存在し続ける心をベースにして捉えるという視点である。

心を進化させる、心を成長させるという視点に立てば、肉体や病気が持つ意味がまるで変わってくる。ここに科学的な証明は不要である。なぜならば、自分は一体何者なのか、何のために生まれてきたのか……を科学で証明することができないのと同じく、人間の本質が肉体なのか、それとも心や魂なのかといったことは、科学などが足元にも及ばない、いや科学以前から存在している「真理」であるからだ。「真理」という言葉に抵抗があるならば、〝仮説〟と考えてみてもよい。

ある〝仮説〟を採用した場合に、それが自分を、周囲の人を、社会を、環境を、明るく、美しく、希望あるものに変えるとしたら、その〝仮説〟を信じることを間違っているという人はいないであろう。

「人間の本質は心である。そして、心は永遠に進化することができ、滅びることがない」という〝仮説〟を取り入れたならば、すべての事象をポジティブに受け入れることが可能になるのではないだろうか。人間の本質が心であるならば、その心を磨く、心を鍛えることが人生の目的になるからだ。そうであるならば、我々が人生の途上で経験する、病気を含めた苦難、困難に対して、簡単に心を〝折ってしまう〟のではなく、それを自らの心を鍛えるために現れた〝必然のイベント〟であると捉えることができるからだ。悩み続けたり、苦しみ続けたりという無駄な時間を費やすのではなく、「そこからどのような学びや智慧を導き出すのか」というポジティブな価値ある仕事が生まれる。

永遠に進化して滅びないからこそ、鍛える意味があり、価値がある。肉体が消滅しても心は存在し続けるのだから。そして恐らくはいつの日か、来世で新しい肉体をまとい、完成された美しい「球状の心」とは程遠い、まだ幾つもある〝心のくぼみ〟を埋めるために、新たなテーマの心の修行を永遠に繰り返す存在こそが人間であるという〝仮説〟を僕は信じて生きている。だからこそ、今、自分の周囲で共に生きてきた人たち、生きている人たちやこの環境がかけがえなく愛おしく、二度とはないという意味で大切にしたいと思う気持ちが芽生えてくる。

いつの日か、医学がそのような人生観、世界観を基本とした学問へと昇華することを夢見て。

２０２４年４月３日　命日に妻に捧ぐ

木村 謙介

医者《いしゃ》は神《かみ》ではない

2024年5月1日　初版第1刷

著　者 ──────── 木村謙介《きむらけんすけ》
発行者 ──────── 松島一樹
発行所 ──────── 現代書林
〒162-0053　東京都新宿区原町3-61 桂ビル
TEL／代表　03 (3205) 8384
振替 00140-7-42905
http://www.gendaishorin.co.jp/
デザイン ──────── 中曽根デザイン

印刷・製本：(株) シナノパブリッシングプレス
乱丁・落丁はお取り替えいたします。

定価はカバーに
表示してあります。

ISBN978-4-7745-2006-3 C0047